L'ONANISME.

Metz.—Imp. de P. WITTERSHEIM.

VÉRITABLE TRAITÉ

SUR

LES HABITUDES

ET

PLAISIRS SECRETS,

OU

DE L'ONANISME

CHEZ LES DEUX SEXES,

DANGERS ET MALADIES AUXQUELS S'EXPOSENT LES PERSONNES QUI SE LIVRENT À CETTE FUNESTE PASSION, AINSI QUE CELLES QUI USENT AVEC EXCÈS DES DÉLICES DE L'AMOUR, AVEC L'INDICATION DES MOYENS A METTRE EN USAGE POUR EN PRÉVENIR ET ARRÊTER LES SUITES FUNESTES ;

PAR TISSOT.

Nouvelle Édition,

Mise à la portée de tout le monde, et augmentée de plusieurs Chapitres intéressants sur le moyen de reconnoître par des signes extérieurs les individus sujets à ces dangereux penchants, et d'en empêcher la continuation ;

Par C. T. MOREL,

Docteur-Médecin, de la Faculté de Paris.

Paris,

ROY-TERRY, ÉDITEUR,

PALAIS-ROYAL, GALERIE DE VALOIS, No. 185.

1830.

AVANT-PROPOS

Qu'il est indispensable de lire.

Est-il avantageux de mettre entre les mains des enfants de l'un et l'autre sexe les ouvrages que l'on a composés sur les dangers de la masturbation ? Beaucoup de personnes ne le pensent pas, et j'avoue que j'ai long-temps moi-même partagé leur opinion. Ces livres, disent-elles, peuvent instruire d'une infâme pratique ceux que la curiosité seule a portés à les lire, et si quelques jeunes-gens ont été arrêtés par eux sur le bord du précipice, on ne peut nier qu'ils ne soient en bien petit nombre. Il n'est pas de collége en effet où l'on ne connoisse les lettres de M. Doussin-Dubreuil et surtout l'ouvrage de Tissot ; cependant la masturbation y est pratiquée quelquefois avec une espèce de fureur. C'est en vain qu'on cherche à effrayer les enfants en leur présentant au confessional les foudres de la religion qui doivent un jour frapper le masturbateur : ce danger paroît trop éloigné pour faire sur leur esprit une impression profonde ; ils promettent de se corriger et tombent dans le péché quelquefois le jour même. Les livres qu'on leur donne alors n'opèrent pas dans leur conduite une amélioration bien sensible ; ils sont en général composés avec exagération, et manquent pour cela le but qu'on s'en propose. Les maladies qu'on leur présente comme devant être les suites de la masturbation ne se rencontrent pas fort heureusement tous les jours ; alors comme l'enfant ne voit point ceux de ses camarades qu'il connoît pour se livrer à l'onanisme, présenter tous les symptômes qu'il trouve énumérés dans l'ouvrage qu'il a sous les yeux, il se persuade aisément qu'on a voulu l'effrayer, et met sur la même ligne les salutaires avis de Tissot et les contes de sa nourrice.

D'un autre côté, *l'onanisme* étant rempli d'expressions scientifiques que les enfants ne peuvent entendre, la lecture leur en devient bientôt fastidieuse.

Après avoir réfléchi aux inconvénients que je viens de signaler, je me suis convaincu qu'on pouvoit les faire disparoître, et que *l'onanisme* par Tissot, présentant quelques chapitres additionnels, seroit toujours, non-seulement le meilleur, mais le seul bon ouvrage en ce genre. Qu'elle soit loin des parents la crainte de présenter à leur fils les dangers de la masturbation, quand bien même ils en ignoreroient jusqu'au nom! Tôt ou tard ils doivent la connoître; et quel inconvénient peut-il y avoir à leur en donner une idée, quand elle se présente à leurs yeux escortée seulement de la honte qui ne la quitte jamais et des infirmités qui bien souvent la suivent? Attachez-vous à prévenir le mal; si une fois il existe, la guérison ne sera pas toujours facile. Il est de certains masturbateurs comme de la plupart des ivrognes; ils savent qu'ils abrègent leurs jours; leur funeste habitude les entraîne cependant, et les fait marcher à grands pas vers la tombe.

Cette nouvelle édition de laquelle on a retranché tous les termes scientifiques qu'on a remplacés par des mots connus de tout le monde, contient de plus que les précédentes : un aperçu sur les effets inévitables de la masturbation, les moyens de s'assurer à la première vue si un enfant se livre à cette manœuvre; enfin quelques idées sur la cause qui le plus souvent fait contracter cette habitude aux petites filles dans l'âge le plus tendre.

———————

Beaucoup plus généralement répandue qu'on ne le croit ordinairement, la masturbation est toujours dangereuse pour ceux qui s'y livrent. Plus ils seront adonnés à cette manœuvre funeste, plus les effets s'en feront sentir promptement et d'une manière grave. La santé paroît se conserver quelquefois dans toute sa plénitude, l'appétit est vif, les digestions bonnes; et les jeunes gens auxquels on a présenté l'onanisme comme devant les conduire au tombeau, rient bientôt de leur première crainte et se livrent avec sécurité à leurs plaisirs solitaires; que ces jeunes gens observent alors ce qu'ils sont et ce qu'ils étoient avant leurs honteuses habitudes! D'abord, vifs, légers, recherchant avec ardeur les jeux de leur âge et toujours contents quand l'heure de la récréation avoit sonné, ils sont maintenant soucieux, apprenant leurs leçons avec peine, ne se plaisant qu'avec ceux qui partagent les mêmes goûts qu'eux. Leur esprit devient lourd et une espèce d'inquiétude vague les tourmente sans cesse.

Combien n'a-t-on pas vu de ces infortunés qui devoient être l'orgueil et l'espoir de leur famille, rester abrutis et devenir incapables de remplir les devoirs d'un état et d'occuper aucune place dans la société. Certes, s'il est rare de trouver chez les masturbateurs des maladies en tout semblables à celles qu'on trouvera décrites un peu plus loin, il est très-commun de rencontrer des jeunes gens dont les facultés de l'esprit sont et resteront toujours affaissées. Il n'est pas de collége qui n'en présente chaque année plusieurs exemples.

Nous allons dire en peu de mots quels sont les résultats les plus communs et les moins graves de la masturbation ; des symptômes plus fâcheux, mais malheureusement trop réels, puisqu'il n'est pas de maladie qui ne puisse trouver sa source dans ces jouissances illicites, sont décrits par Tissot : on les lira dans le corps de l'ouvrage.

Le masturbateur est ordinairement maigre, malgré un excellent appétit et des repas copieux ; il est pâle, affaibli, morose, il reste petit et fluet. Souvent il est tourmenté par des palpitations, des étouffements, des maux de tête affreux et des douleurs dans tous les membres ; le plus léger exercice lui devient pénible, il déteste la promenade et porte partout une tristesse dont il ne peut se rendre compte.

S'il persiste dans son penchant et s'y livre avec excès, il peut subvenir des accidents beaucoup plus graves dont les moins fâcheux sont toujours la perte de la mémoire, l'indifférence et quelquefois l'aversion pour les plaisirs que l'on goûte avec une personne d'un autre sexe et que l'amour fait excuser, s'il ne légitime pas. Chez les femmes, les maux d'estomac, et la perte en blanc sont très-communs, et, pour ainsi dire, inséparables de l'onanisme.

Je fais observer à mes jeunes lecteurs que tous ces signes ne se rencontrent jamais simultanément chez le même individu. Qu'ils ne croient donc pas être exempts des peines dues à leurs fautes s'ils n'ont ni palpitation ni perte de mémoire ; qu'il leur suffise de savoir que tout est exact dans ce qu'ils viennent de lire, et qu'ils n'ont aucun droit de m'accuser d'exagération.

C... V... étoit mon condisciple ; je l'ai donc particulièrement connu. Sa figure étoit des plus interessantes, il chantoit avec goût, et jusqu'à l'âge de treize ou quatorze ans, on citoit son esprit et on le donnoit pour exemple à ses camarades. Fort heureusement pour eux, ils ne l'ont pas suivi exactement ; car le jeune C... V... ne tarda pas à se livrer à la masturbation, et souvent la renouvelloit jusqu'à deux et trois fois par jour. C'est alors que son esprit disparut entièrement : sa jolie figure devint terreuse et présenta l'aspect de celle d'un petit vieillard. Ce n'étoit rien encore si, profitant de cet avertissement, C... V... avoit abandonné sa détestable habitude ; mais ne voulant ou ne pouvant y renoncer, son état empira sensiblement de jour en jour. Une chute légère, qu'il fit sur le dos, le força de garder le lit; alors se déclarèrent les accidents les plus terribles; l'épine du dos se caria, et, après plusieurs années de souffrances inouies, le malade recouvra l'apparence de la santé; mais à quel prix ! Il est horriblement bossu et ne marche qu'avec des béquilles. Corrigé pour jamais, C... V... a retrouvé toute la finesse de son esprit; sa gaîté ne se dément pas un instant; c'est aujourd'hui l'un des plus agréables et des plus malins chansonniers de la ville de Grenoble.

Dès qu'un père de famille a remarqué quelqu'altération dans le moral de ses enfants, il doit avant tout soupçonner l'onanisme. Je sais qu'il répugne à beaucoup de parents de suspecter l'innocence de leurs filles surtout; mais qu'ils se persuadent qu'il en est beaucoup auxquelles on n'a rien appris , qui se livrent à la masturbation quelquefois dès la plus tendre enfance. Les interroger est le plus souvent inutile : les coupables avouent difficilement une faute dont ils rougissent à leurs propres yeux. Les épier, produit rarement un résultat exact ; il faut donc que leur physionomie vous apprenne ce que leur bouche vous tairoit bien long-temps.

Chez un enfant qui se livre à l'onanisme depuis quelques jours seulement , on ne remarque pas ordinairement un dérangement dans sa manière d'être. Sa gaîté peut être la même , ses yeux sont aussi vifs qu'auparavant ; mais , s'il persiste dans ses jouissances solitaires , un observateur attentif ne tarde pas à les soupçonner.

Les yeux deviennent luisants , sans expression , leur pupille ou prunelle est constamment dilatée , ils sont entourés d'un cercle bleuâtre , et chaque matin on les voit remplis de chassie. L'enfant devient morose et ne regarde jamais fixement celui qui l'interroge. Il ne trouve plus de charmes aux plaisirs bruyants de son âge, il se plaint quelquefois de palpitations ou de maux de tête, on aperçoit de petits boutons sur le front, sur les tempes, autour du nez et sur le devant de la poitrine. Très-souvent un léger écoulement par les parties génitales dans l'un et l'autre sexe vient tacher la chemise et doit par là éveiller particulièrement l'attention des mères.

Si, après avoir remarqué quelques-uns de ces signes, on juge à propos d'interroger celui qu'on croit coupable, je pense qu'il faut le faire avec cette douceur qui persuade et gagne la confiance ; on revèle ses torts à un ami, on cherche à les dérober à la sévérité d'un juge. Si des réponses vagues laissent après cela quelque doute dans l'esprit des parents ou des instituteurs, je ne balance pas de leur proposer de visiter avec soin leur enfant ou leur élève ; l'examen des parties génitales leur prou-

vera alors de la manière la plus évidente ce qu'ils doivent croire à cet
égard. Il est indispensable pour eux de
consulter auparavant leur médecin ordinaire; il leur donnera des détails que
je ne puis me permettre ici. C'est particulièrement pour les jeunes gens que
j'écris, et ces détails seroient pour leurs
sens plus nuisibles qu'utiles.

Je l'ai dit et je le répète, on ne doit
pas dans cette circonstance être arrêté
par la crainte chimérique de blesser
dans un jeune cœur l'innocence qu'on
y suppose. Rarement elle existe, quand
on en est à la soupçonner; et dans
tous les cas, ne vaut-il pas mieux s'exposer à instruire un innocent qui, effrayé par l'appareil qu'il voit déployer
à ses yeux, sera bien rarement tenté de
s'y exposer avec raison, que de laisser
vingt coupables se livrer à leurs honteux et désastreux plaisirs.

PRÉFACE DE L'AUTEUR.

JE sentis les défauts de l'original latin de ce petit Ouvrage en le composant ; j'en fis mes excuses et j'indiquai mes raisons de justification dans la préface. Ces défauts me frappèrent encore plus vivement après l'impression ; et je les ai trouvés intolérables, en examinant une traduction françoise qu'on désiroit que je revisse.

Outre beaucoup d'observations nouvelles à ajouter, il falloit remédier à des fautes d'ordre considérables, et donner une juste étendue à des articles qui n'étoient que des premiers linéaments, presque incapables de faire saisir ce que j'avois voulu dire.

Tant de corrections rendoient l'Ouvrage à-peu-près neuf, et beaucoup

plus long. La difficulté d'exécuter
cette entreprise en langue vivante,
et tous les désagréments qu'elle entraînoit, ne m'échappèrent pas. Il n'y
avoit qu'un motif aussi puissant que
celui de l'utilité, dont cette entreprise bien exécutée (c'est sans doute
dire mieux que je ne l'ai fait) pouvoit être à l'humanité, qui pût me
décider; et c'est en effet le seul qui
m'a décidé. Il est triste de s'occuper
des crimes de ses semblables; leur
considération afflige et humilie: il est
doux d'espérer qu'on contribuera à diminuer leur fréquence, et à adou-
cir les misères qui en sont les suites.

Ce qui a rendu ce travail beaucoup
plus pénible qu'il ne l'eût été, si
j'eusse écrit en latin, c'est l'embarras
d'exprimer des images dont les termes et les expressions sont déclarés
indécents par l'usage. Il m'en auroit
infiniment coûté, s'il eût fallu me
dispenser de cette attention; et cette
disposition, dont j'ose me glorifier,

m'a rendu le travail moins coûteux qu'il ne l'auroit été, si malheureusement elle m'eût manqué ; cependant, je l'ai encore trouvé hérissé de difficultés. J'ose assurer que je n'ai négligé aucune précaution pour donner à cet Ouvrage toute la bienséance dans les termes dont il étoit susceptible. Il y a des écueils inséparables de la matière ; comment les éviter ? Falloit-il se taire sur des objets aussi importants ? Non, sans doute. Les auteurs sacrés, les Pères de l'Eglise qui, presque tous, écrivoient en langues vivantes, les Auteurs ecclésiastiques, n'ont pas cru devoir garder le silence sur les crimes obscènes, parce qu'on ne pouvoit pas les désigner sans mots. J'ai cru devoir suivre leur exemple, et j'oserois dire avec saint Augustin : « Si ce que j'ai écrit scandalise quelque personne impudique, qu'elle accuse plutôt sa turpitude que les paroles dont j'ai été obligé de me servir pour expliquer ma pensée sur la génération des hommes. J'espère que le lecteur pudique et sage me pardonnera aisément les expressions que j'ai été obligé d'employer. »

Je n'ai pas touché , non plus que dans la première édition la partie morale ; et cela par la raison d'Horace.

. . . . . Quod Medicorum est
Promittunt Medici.

Je me suis proposé d'écrire des maladies produites par la masturbation, et non point du crime de la masturbation ; n'est-ce pas d'ailleurs assez en prouver le crime, que de démontrer qu'elle est un acte de suicide ? Quand on connoît les hommes, on se persuade aisément qu'il est plus aisé de les détourner du vice par la crainte d'un mal présent , que par des raisonnements fondés sur des principes dont on n'a pas assez de soin de leur inculquer toute la vérité. Je me suis appliqué ce qu'un homme, dont notre siècle se glorifiera chez la postérité la plus reculée , fait dire à un Religieux : « On nous fait entreprendre de prouver l'utilité de la prière à un homme qui ne croit pas en Dieu , la nécessité du jeûne à un autre qui a nié toute sa vie l'immortalité de l'âme. L'entreprise est laborieuse , et les rieurs ne sont pas pour nous (1). » *Marphurius* doutoit de tout, *Sganarelle* lui donna des coups de bâton , et il crut.

Ces Zoïles de la société et de la littérature , qui ne font rien , et qui blâment tout ce qu'on fait , oseront dire que cet Ouvrage est plus propre à répandre le vice qu'à l'arrêter , et qu'il le fera connoître à ceux qui l'ignorent. Je ne leur répondrai point ; on s'avilit en leur répondant. Mais il est des âmes foibles , quoique vertueuses , sur lesquelles ces discours pourroient faire impression ; je leur dois cette réflexion générale : c'est que mon

____

(1) Lettres Persanes, 49.

livre est à cet égard-là dans le cas de tous les livres de morale. Il faut les interdire tous, si c'est multiplier un vice que d'en montrer les dangers. Les livres saints, ceux des Pères, ceux des Casuistes doivent tous être prohibés avant le mien. Quelle est d'ailleurs la jeune personne qui s'avisera de lire un Ouvrage sur une matière de médecine dont elle ignore le nom? Il est à souhaiter qu'il devienne familier aux personnes appelées à diriger l'éducation; il leur servira à démêler de bonne heure cette détestable habitude, et les mettra à même de prendre les précautions qu'elles jugeront nécessaires pour en prévenir les suites.

Ceux qui n'entendent pas le latin, trouveront peut-être qu'il y a trop de vers en cette langue; je leur répondrai qu'il n'y en a point qui ne soit lié à sa matière, puisqu'il n'y en a aucun qui ne m'ait été rappelé par la chaîne des idées. J'ai cependant fait en sorte partout qu'on pût les sauter sans interrompre le fil du discours. Ceux qui les entendent m'en sauront gré : le voyageur, au milieu des bruyères, est réjoui par la beauté d'une verdure. Enfin, si c'est un tort, il est léger ; et, dans un Ouvrage aussi ingrat, l'on peut permettre ce délassement à l'auteur. S'il n'y en a pas de françois, ce qui auroit été plus naturel, c'est peut-être la faute des poëtes plutôt que la mienne.

Cet Ouvrage, au reste, n'a rien de commun avec l'Onania anglois, que le sujet ; et, à deux pages et demie près que j'en ai tirées, cette rapsodie ne m'a fourni aucun secours. Ceux qui liront les deux Ouvrages sentiront, j'espère, la différence totale de l'un à l'autre : ceux qui ne liront que celui-ci, auroient pu être trompés par le rapport des titres, et portés à supposer quelque ressemblance entre les deux livres ; heureusement il n'y en a aucune.

Les additions augmentent cette nouvelle édition presque d'un tiers, et je souhaite qu'elles soient accuillies favorablement par les personnes qui sont en état d'en juger. L'on me fera peut-être deux objections ; l'une, que j'ai ajouté un grand nombre d'observations et d'autorités, qui ne sont presque que des répétitions de celles qui se trouvoient déjà dans la première ; l'autre, que, dans quelques endroits, je suis trop sorti de mon titre, et que j'ai envisagé le danger des plaisirs de l'amour sous un point de vue général. Je réponds à la première que, dans une matière comme celle-ci, où l'on doit moins espérer de convaincre par des raisons, que d'effrayer par des exemples, l'on ne peut pas trop en accumuler. Je réponds à la seconde, 1°. que, quand deux matières sont étroitement liées, plus on veut en isoler une, et moins bien on la traite ; 2°. que j'ai été bien aise de rendre cet Ouvrage d'une utilité plus générale.

Veuille, celui qui peut tout, répandre sur mes vues cette bénédiction sans laquelle nos foibles travaux ne peuvent rien : Paul plante, Apollon arrose, c'est Dieu qui donne l'accroissement.

DE
L'ONANISME,

OU

TABLEAU DES MALADIES

PRODUITES

PAR LA MASTURBATION,

ET MOYENS DE LES GUÉRIR.

INTRODUCTION.

Nos corps perdent continuellement, et si nous ne pouvions pas réparer nos pertes, nous tomberions bientôt dans une foiblesse mortelle. Cette réparation se fait par les aliments ; mais ces aliments doivent subir dans nos corps différentes préparations que l'on comprend sous le nom de nutrition. Dès qu'elle ne se fait pas, ou qu'elle se fait mal, tous ces aliments deviennent inutiles, et n'empêchent pas qu'on ne tombe dans tous les maux que l'épuisement entraîne. De toutes les causes qui peuvent empêcher la nutrition , il n'y en a peut-être point de plus commune que les évacuations trop abondantes.

Telle est la fabrique de notre machine, et en général des machines animales , que, pour que les aliments acquièrent ce degré de préparation nécessaire pour réparer le corps , il faut qu'il reste une certaine quantité d'humeurs déjà travaillées , naturalisées , si l'on veut me permettre ce terme. Si cette condition manque, la digestion et la coction des aliments restent imparfaites, et d'autant plus imparfaites, que l'humeur qui manque est plus travaillée et d'une grande importance.

Une nourrice robuste , qu'on tueroit en lui tirant quelques livres de sang dans vingt-quatre heures , peut fournir la même quantité de lait à son enfant , quatre ou cinq cents jours de suite , sans en être sensiblement incommodée , parce que le lait est de toutes les humeurs la moins travaillée ; c'est une humeur qui est presque encore étrangère , au lieu que le sang est une humeur essentielle. Il en est une autre , la liqueur séminale , qui influe si fort sur les forces du corps , et sur la perfection des digestions qui les réparent , que les médecins

de tous les siècles ont cru unanimement
que la perte d'une once de cette humeur affoiblissoit plus que celle de quarante onces
de sang. L'on peut se faire une idée de son
importance , en observant les effets qu'elle
opère , dès qu'elle commence à se former ;
la voix , la physionomie , les traits même
du visage changent , la barbe paroît , tout
le corps prend souvent un autre air, parce
que les muscles acquièrent une grosseur et
une fermeté qui forment une différence
sensible entre le corps d'un adulte et celui
d'un jeune homme qui n'a pas passé la puberté. L'on empêche tous ces développe-
ments, en emportant l'organe qui sert à la
séparation de la liqueur qui les produit ; et
des observations vraies prouvent que l'am-
putation des testicules , dans l'âge de la virilité , a procuré la chute de la barbe , et le
retour d'une voix enfantine (1). Peut-on
douter après cela de la force de son action sur tout le corps, et ne pas sentir
par-là même combien de maux doit procurer la profusion d'une humeur si précieuse? Sa destination détermine le seul

____

(1) Boerhaave prælectiones ad institut. Parag.
698, t. 2, p. 444, édit. Goett.

2.

moyen légitime de l'évacuer. Les maladies en procurent quelquefois l'écoulement. Elle peut se perdre involontairement dans des songes lascifs. L'auteur de la Genèse nous a laissé l'histoire du crime d'*Onan*, sans doute pour nous transmettre celle de son châtiment; et nous apprenons par *Galien*, que *Diogène* se souilla en commettant le même crime.

Si les dangereuses suites de la perte trop abondante de cette humeur ne dépendoient que de la quantité, ou étoient les mêmes, à quantité égale, il importeroit peu, relativement au physique, que cette évacuation se fît de l'une ou de l'autre des façons que je viens d'indiquer. Mais la forme fait ici autant que le fond, qu'on me permette encore cette expression; mon sujet autorise des licences de cette espèce. Une quantité trop considérable de semence perdue dans les voies de la nature, jette dans des maux très-fâcheux, mais qui le sont bien davantage, quand la même quantité a été dissipée par des moyens contre nature. Les accidents que ceux qui s'épuisent dans un commerce naturel éprouvent, sont terribles: ceux que la masturbation entraîne le sont bien plus. Ce sont ces derniers qui sont proprement l'objet de cet Ouvrage; mais la liaison intime qu'ils ont avec les premiers, empêche d'en séparer le tableau. C'est ce tableau commun qui formera mon premier article : il sera suivi de l'explication des causes second article, dans lequel j'exposerai celles qui rendent les suites de la masturbation plus dangereuses : les moyens de guérison, et des remarques sur quelques maladies analogues finiront l'Ouvrage. Je joindrai partout les observations des meilleurs auteurs à celles que j'ai faites moi-même.

ARTICLE PREMIER.

LES SYMPTOMES.

SECTION PREMIÈRE.

Tableaux tirés des Ouvrages des Médecins.

HYPPOCRATE, le plus ancien et le plus exact des observateurs, a déjà décrit les maux produits par l'abus des plaisirs de l'amour, sous le nom de *consomption dorsale* (1). « Cette maladie naît, dit-il, de la moëlle de l'épine du dos. Elle attaque les jeunes mariés ou les libidineux. Ils n'ont pas de fièvre ; et quoiqu'ils mangent bien, ils maigrissent et se consumment. Ils croient

____

(1) De morbis, lib. II, c. XLIX, Foës. p. 479.

sentir des fourmis qui descendent de la tête le long de l'épine. Toutes les fois qu'ils vont à la selle, ou qu'ils urinent, ils perdent abondamment une liqueur séminale très-liquide : ils sont inhabiles à la génération, et ils sont souvent occupés de l'acte vénérien dans leurs songes. Les promenades, surtout dans les routes pénibles, les essoufflent, les affoiblissent, leur procurent des pesanteurs de tête et des bruits d'oreilles; enfin, une fièvre aiguë (*Libiria*) termine leurs jours. » Je parlerai, dans un autre endroit, de cette espèce de fièvre.

Quelques médecins ont attribué à la même cause, et ont appellé *seconde consomption dorsale d'Hyppocrate*, une maladie qu'il décrit ailleurs (1), et qui a quelque rapport avec cette première. Mais la conservation des forces, qu'il spécifie particulièrement, me paroît une preuve convaincante que cette maladie ne dépend point de la même cause que la première. Elle paroît plutôt être une affection rhumatismale.

« Ces plaisirs, dit *Celse*, dans son excellent livre sur la conservation de la santé, nuisent toujours aux personnes foibles,

____

(1) De glandulis, Foës. p. 273.

et leur fréquent usage affoiblit les fortes (1). »

L'on ne peut rien voir de plus effrayant
que le tableau qu'*Arctée* nous a laissé des
maux produits par une trop abondante évacuation de semence. « Les jeunes gens, dit-
il, prennent et l'air et les infirmités des
vieillards ; ils deviennent pâles, efféminés,
engourdis, paresseux, lâches, stupides, et
même imbécilles ; leurs corps se courbent,
leurs jambes ne peuvent plus les porter ;
ils ont un dégoût général ; ils sont inhabiles
à tout ; plusieurs tombent dans la paralysie (2) ». Dans un autre endroit, il met les
plaisirs de l'amour dans le nombre des six
causes qui produisent la paralysie (3).

Galien a vu la même cause occasionner
des maladies du cerveau et des nerfs, et détruire les forces (4) ; et il rapporte ailleurs
qu'un homme qui n'étoit pas tout-à-fait
guéri d'une violente maladie, mourut la
même nuit qu'il paya le tribut conjugal à
sa femme.

---

(1) De remedicâ, lib. I, cap. IX, c. I.
(2) De signis et caus. diut. morb. liv. II, c. V.
(3) L. I, c. VII, pag. 34, édit. BOERHAAYE.
(4) Comm. tert. in lib. II. Hxp. de morb. vulg.
l. oper. t. III, p. 583.

(35)

Pline, le Naturaliste, nous apprend que *Cornelius-Gallus*, ancien Préteur, et *Titus Etherius*, Chevalier romain, moururent dans l'acte même du coït (1).

« L'estomac se dérange dit *Aëtius*, tout le corps s'affoiblit, l'on tombe dans la pâleur, la maigreur, le dessèchement, les yeux se cavent (2). »

Ces témoignages des anciens les plus respectables, sont confirmés par ceux d'une foule de modernes. *Sanctorius*, qui a examiné avec le plus grand soin toutes les causes qui agissent sur nos corps, a observé que celle-ci affoiblissoit l'estomac, ruinoit les digestions, empêchoit l'insensible transpiration, dont les dérangements ont des suites si fâcheuses, produisoit des chaleurs de foie et des reins, disposoit à la pierre dans la vessie, diminuoit la chaleur naturelle, et entraînoit ordinairement la perte ou l'affoiblissement de la vue.

Lomnius, dans ses beaux commentaires sur les passages de *Celse* (3), que j'ai cité, appuie le témoignage de son auteur par

______

(1) Historia Mundi, lib. VII, c. VIII, p. 124.
(2) Tetrab. III, Serm. III, c. XXXIV.
(3) Med. static. sec. 6, aph. 15, 19, 21, 23 et 24.

ses propres observations. « Les émissions fréquentes de semence relâchent, dessèchent, affoiblissent, énervent et produisent une foule de maux ; des apoplexies , des léthargies , des épilepsies, des assoupissements, des pertes de vue , des tremblements, des paralysies , des attaques de nerfs , et toutes les espèces de goutte les plus douloureuses (1). »

L'on ne lit point sans horreur la description que nous a laissée *Tulpius*, ce célèbre bourgmestre et médecin d'Amsterdam : « Non-seulement, dit-il, la moëlle de l'épine maigrit, mais tout le corps et l'esprit languissent également ; l'homme périt misérablement. *Samuel Vespertius* fut attaqué d'une fluxion d'une humeur excessivement âcre , qui se jetta d'abord sur le derrière de la tête et la nuque ; elle passa delà sur l'épine , les reins , les flancs et l'articulation de la cuisse , et fit souffrir à ce malheureux des douleurs si vives, qu'il devint tout-à-fait défiguré , et tomba dans une petite fièvre qui le consumoit, mais pas assez vîte de son gré, et son état étoit tel, qu'il invoqua plus d'une fois la mort avant qu'elle vînt l'arracher à ses maux (2). »

---

(1) Comment. de sanit. tuend. p. m. 37.
(2) Obs. Med. liv. III, c. XXIV.

Rien, dit un célèbre médecin de Louvain, n'affoiblit autant, et n'abrège autant la vie (1).

Blanchard a vu des gonorrhées simples, des consomptions, des hydropisies qui dépendoient de cette cause (2) ; et *Muys* a vu un homme encore d'un bon âge, attaqué d'une gangrène spontanée du pied, qu'il attribua à des excès vénériens (3).

Les mémoires des Curieux de la Nature parlent d'une perte de vue : l'observation mérite d'être rapportée en entier. L'on ignore, dit l'Auteur, qu'elle sympathie les testicules ont avec tout le corps, mais sur-tout avec les yeux. *Samuth* a vu un savant hypocondriaque devenir fou, et un autre homme se dessécher si prodigieusement le cerveau, qu'on l'entendoit vaciller dans le crâne; l'un et l'autre pour s'être livrés à des excès du même genre. J'ai vu moi-même un homme de cinquante-neuf ans, qui, trois semaines après avoir épousé une jeune femme, tomba tout-à-coup dans l'aveuglement, et mourut au bout de quatre mois (4).

« La trop grande dissipation des esprits

(1) Zypaeus, fundam. med. Part. II, art. 6.
(2) Instit. medic. Part. II, c. XXVIII.
(3) Praxis chirurgica, Decur. I, obs. 4.
(4) Decur. II, ann. 5 Append. obs. 88 p. 56.

3

animaux affaiblit l'estomac, ôte l'appétit ; et la nutrition n'ayant plus lieu, le mouvement du cœur s'affoiblit, toutes les parties languissent, l'on tombe même dans l'épilepsie » (1). Nous ignorons, il est vrai, si les esprits animaux et la liqueur génitale sont la même chose ; mais l'observation nous a appris, comme on le verra plus bas, que ces deux fluides ont une très-grande analogie, et que la perte de l'un ou de l'autre produit les mêmes maux. *Hoffmann* a vu les plus fàcheux accidents suivre la dissipassion de la semence. « Après de longues pollutions nocturnes, dit-il, non-seulement les forces se perdent, le corps maigrit, le visage pâlit, mais de plus la mémoire s'affoiblit, une sensation continuelle de froid saisit tous les membres ; la vue s'obscurcit, la voix devient rauque (2) ; le sommeil, troublé par des rêves inquiétants, ne répare point ; et l'on éprouve des douleurs semblables à celles qu'on ressent après qu'on a été meurtri par des coups (3). »

Dans une consultation pour un jeune

____

(1) Schelammer, ars medendi univers. L. II, spect. II, c. IV, parag. 23.

(2) Consult. Cant. 2 et 3, Cas. 102, t. III, p. 193.

(3) Même endroit, Cas. 103.

homme qui, entr'autres maux, s'étoit attiré, par la masturbation, une foiblesse totale des yeux, il dit : « Qu'il a vu plusieurs exemples de gens qui, même dans
l'âge fait, c'est-à-dire, quand le corps jouit de
toutes ses forces, s'étoient attirés non-seulement des rougeurs et des douleurs extrêmement vives dans les yeux, mais encore une
si grande foiblesse de vue qu'ils ne pouvoient
lire ni écrire ; quoique ce soit, j'ai même vu,
ajoute-t-il, deux paralysies de la vue produites par cette cause (1). » L'on verra avec
plaisir l'histoire même de la maladie qui donna
lieu à cette consultation. » Un jeune homme
s'étant livré à la masturbation à l'âge de
quinze ans, et l'ayant exercée très-fréquemment jusqu'à vingt-trois, tomba, pendant
cette période, dans une si grande foiblesse
de tête et des yeux, que souvent ces derniers étaient saisis de violens spasmes dans
le temps de l'émission de la semence. Dès
qu'il vouloit lire quelque chose, il éprouvoit un étourdissement semblable à celui
de l'ivresse ; la pupille se dilata extraordinairement ; il souffroit dans l'œil des douleurs excessives ; les paupières étoient très-

____

(1) Même endroit, Cas. 163.

pesantes , elles se colloient toutes les nuits , .
ses yeux étoient toujours baignés de larmes,
et il s'amassoit dans les deux coins , qui
étoient très-douloureux , beaucoup d'une
matière blanchâtre. Quoiqu'il mangeât avec
plaisir, il étoit réduit à une extrême maigreur ; et, dès qu'il avoit mangé, il tomboit
dans une espèce d'ivresse. » Le même Auteur nous a conservé une autre observation,
dont il avoit été le témoin oculaire , et que
je crois devoir placer ici. « Un jeune homme
de dix-huit ans , qui s'étoit livré fréquemment à une servante , tomba tout-à-coup
en foiblesse, avec un tremblement général
de tous les membres , le visage rouge et
le pouls très-foible. On le tira de cet état
au bout d'une heure, mais il resta dans une
langueur générale. Le même accès revenoit
très-fréquemment avec une très-forte angoisse, et lui procura, au bout de huit jours,
une contraction et une tumeur au bras
droit , avec une douleur au coude qui re-
doubloit toujours avec l'accès. Le mal alla
pendant long-temps en augmentant , malgré beaucoup de remèdes : enfin , *Hoff-*
mann le guérit. (1). »

____

(1) De morbis ex nimiâ venere, parag. 18,
oper. omn. suppl. secund. pars prim. p. 496.

(41)

Boerhaave peint ces maladies avec cette force et cette précision qui caractérisent tous ses tableaux. « La trop grande perte de semence produit la lassitude, la débilité, l'immobilité, des convulsions, la maigreur, le dessèchement, des douleurs dans les membranes du cerveau, émousse les sens, et surtout la vue, donne lieu à la consomption dorsale, à l'indolence, et à diverses maladies qui ont de la liaison avec celle-là (1). »

Les observations que ce grand homme communiquoit à ses auditeurs, en leur expliquant cet aphorisme, et qui portent sur les différents moyens d'évacuations, ne doivent pas être omises. « J'ai vu un malade dont la maladie commença par une lassitude et une foiblesse dans le corps, surtout vers les reins : elle fut accompagnée du jeu des tendons, d'attaques de nerfs périodiques et de la maigreur, de manière à détruire tout le corps : il sentoit aussi de la douleur dans les membranes mêmes du cerveau, douleurs que les malades nomment ardeur sèche, qui brûle continuellement en dedans les parties les plus nobles. »

____

(1) Institut. p. 776 de la trad. de M. D. L. M

« J'ai vu aussi un jeune homme attaqué de la consomption dorsale. Il étoit d'une fort jolie figure, et malgré qu'on l'eût souvent averti de ne se point trop livrer aux plaisirs, il s'y livra néanmoins, et il devint si difforme avant la mort, que cette grosseur charnue qui paroissoit au-dessus du milieu de l'épine du dos, s'étoit entièrement affaissée. Le cerveau même, dans ce cas, paroît être consumé ; en effet, les malades deviennent stupides ; ils deviennent si roides, que je n'ai point vu une aussi grande immobilité du corps produite par une autre cause. Les yeux sont si hébétés, qu'ils n'ont plus la faculté de voir (1). »

De Senac peignoit, dans la première édition de ses essais, les dangers de la masturbation, et annonçoit aux victimes de cette infamie toutes les infirmités de la vieillesse la plus languissante, à la fleur de leur âge. L'on peut voir, dans les éditions suivantes, les raisons de la suppression de ce morceau et de quelques autres.

Ludvig, en décrivant les maux qui surviennent aux évacuations trop abondantes,

----

(1) Comment. sur le même endroit, t. VII. p. 214.

n'oublie pas celle de la semence. « Les jeunes
gens de l'un ou de l'autre sexe, qui se livrent
à la lasciveté, ruinent leur santé en dissipant
des forces qui étoient destinées à amener
leur corps à son point de plus grande vigueur, et enfin ils tombent dans la consomption (1). »

De Gotter donne un détail des accidents
les plus tristes, dépendants de cette cause ;
mais il seroit trop long de le copier : je renvoie à son ouvrage même tous ceux qui
entendent la langue dont il s'est servi (2).

Après avoir rapporté la description de
la consomption dorsale d'*Hypocrate*, telle
qu'on l'a lue plus haut, *Van Svieten* ajoute :
« J'ai vu tous ces accidens, et plusieurs
autres, dans les malheureux qui s'étoient
livrés à de honteuses masturbations. J'ai
employé inutilement, pendant trois ans,
tous les secours de la Médecine pour un
jeune homme qui s'étoit attiré par cette
infâme manœuvre, des douleurs vagues,
étonnantes et générales, avec une sensation tantôt de chaleur, tantôt d'un froid
très-incommode par tout le corps, mais

____

(1) Instit. phisiol. Parag. 870 et 872
(2) De insensibil. persp. cap ult.

surtout aux reins. Dans la suite ces douleurs
ayant un peu diminué, il sentoit un si grand
froid dans les cuisses et dans les jambes,
quoiqu'au tact ces parties parussent conserver leur chaleur naturelle, qu'il se chauffoit
continuellement auprès du feu, même pendant les plus grandes chaleurs de l'été.
J'admirai surtout pendant tout ce temps,
un mouvement continuel de rotation des
testicules dans les bourses ; et le malade
éprouvoit, dans les reins, la sensation d'un
mouvement semblable, qui lui était très à
charge (1). Ce détail nous laisse ignorer
si ce malheureux termina sa vie au bout de
trois ans, ou s'il continua à languir pendant
quelques temps, ce qui est bien plus fâcheux : il n'y a cependant pas une troisième issue.

- *Koekof*, dans un très-bon ouvrage sur
les maladies de l'esprit qui dépendent du
corps, confirme, par ses observations, celles
qu'on vient de lire. « Une trop grande dissipation de semence affoiblit le ressort de
toutes les parties solides ; delà naissent la
foiblesse, la paresse, l'inertie, les phthisies,
les consomptions dorsales, l'engourdisse-

____

(1) Aph. 586, t. II, p. 46.

ment et la dépravation des sens, la stupi-
dité, la folie, les évanouissemens, les convulsions (1) ».

Hoffmann, avoit déjà remarqué que les
jeunes gens qui se livrent à l'infâme pratique de la masturbation, perdoient peu-
à-peu toutes les facultés de leur âme, surtout la mémoire, et devenoient tout-à-fait
inhabiles à l'étude (2).

Levis (3) décrit tous ces maux. Je ne
transcrirai ici de son ouvrage, que ce qui
a rapport à ceux de l'âme. « Tous les maux
qui naissent des excès avec les femmes,
suivent plus promptement encore, et dans
un âge tendre, l'abominable pratique de
la masturbation, qu'il seroit difficile de
peindre avec des couleurs aussi affreuses
qu'elle le mérite : pratique à laquelle les
jeunes gens se livrent, sans connoître toute
l'énormité du crime, et tous les maux qui
en sont les suites physiques (4). L'âme se

---

(1) De morb. anim. ab. infirm. medul. cereb.
p. 3.

(2) Oper. omn. fol. t. III, p. 295.

(3) A practical. Essay upon the tabes dorsalis,
Lond, 1748, et troisième édit. 1758.

(4) Ibid. pag. 12.

3.

ressent de tous les maux du corps , mais surtout de ceux qui naissent de cette cause. La plus noire mélancolie , l'indifférence pour tous les plaisirs (ne pourroit-on pas dire l'adversion ?), l'impossibilité de prendre part à ce qui fait le sujet de la conversation des compagnies dans lesquelles ils se trouvent sans y être ; le sentiment de leur propre misère , le désespoir d'en être les artisans volontaires , la nécessité de renoncer au bonheur du mariage , sont les idées bourelantes qui contraignent ces malheureux à se séparer du monde , fort heureux si elles ne les portent pas à terminer eux-mêmes leur carrière (1).

De nouvelles observations confirmeront plus bas la vérité de cet effrayant tableau. Celui qu'a fait M. *Storcq*, dans le bel ouvrage qu'il a publié sur l'histoire et le traitement des maladies , n'est pas moins terrible ; mais je renvoie à l'ouvrage même, dont aucun Médecin ne peut se passer, ceux qui voudront le voir (2).

---

(1) Ibid. p. 19.
(2) Medicus annuus, t. II, p. 215, etc.

SECTION II.

Observations communiquées.

JE ne suivrai d'autre ordre que celui des dates de réception. J'ai vu, me dit mon illustre ami M. *Zimmermann*, un homme de vingt trois ans, qui devint épileptique, après s'être affoibli le corps par de fréquentes masturbations. Toutes les fois qu'il avoit des pollutions nocturnes, il tomboit dans un accès d'épilepsie parfait. La même chose lui arrivoit après les masturbations dont il ne s'abstenoit point, malgré les accidents, et tout ce que l'on pouvoit lui dire. Quand l'accès étoit passé, il éprouvoit des douleurs très-fortes aux reins et autour de l'anus. Cependant, ayant enfin cessé cette manœuvre pendant quelque tems, je le guéris des pollutions, et j'espérai même de le guérir de l'épilepsie, dont les accès avoient déjà disparu. Il avoit repris les forces, l'appétit, le sommeil et une très-belle couleur, après avoir ressemblé à un cadavre. Mais étant revenu à ses masturbations , qui étoient toujours suivies d'une attaque , il eut enfin les accès dans les rues mêmes , et on le trouva mort un matin dans sa chambre , tombé hors de son lit , et baigné dans son sang. Qu'on me permette ici une question qui se présenta à moi , quand je lus cette observation : ceux qui se tuent d'un coup de pistolet , qui se noient volontairement, ou qui s'égorgent, sont-ils plus comptables de leur mort, sont-ils plus suicides que cet homme-ci ? Sans entrer dans le détail , mon ami ajoute qu'il en connoît un autre qui est dans le même cas : j'ai appris depuis qu'il avait fini de la même manière. J'ai connu, c'est encore M. *Zimmermann* qui parle, un homme d'un très-beau génie, et d'un savoir presqu'universel, à qui de fréquentes masturbations avoient fait perdre toute l'activité de son esprit, et dont le corps étoit exactement dans l'état de celui du malade qui consulta *Boerhaave* (1), et que je rapporterai ailleurs.

Je dois les deux faits suivants à *Rast* le fils , célèbre Médecin de Lyon , avec qui

____

(1) Consult. p. Med. t. II, 36.

j'ai eu le plaisir de passer quelques mois à Montpellier. Un jeune homme de Montpellier, étudiant en Médecine, mourut par l'excès de ces sortes de débauches. L'idée de son crime avoit tellement frappé son esprit, qu'il mourut dans une espèce de désespoir, croyant voir l'enfer ouvert à ses côtés, prêt à le recevoir. Un enfant de cette ville, âgé de six à sept ans, instruit, je crois, par une servante, se masturba si souvent, que la fièvre lente qui survint l'enleva bientôt. Sa fureur pour cet acte étoit si grande qu'on ne put l'en empêcher jusqu'aux derniers jours de sa vie. Lorsqu'on lui représentoit qu'il hâtoit sa mort, il se consoloit en disant qu'il irait plutôt trouver son père, mort depuis quelques mois.

M. *Miege*, célèbre Médecin de Basle, connu dans le monde savant par d'excellentes dissertations, et à qui sa patrie a l'obligation de l'inoculation, qu'il continue avec autant de succès que d'habileté, m'a communiqué une lettre de M. le professeur *Stehelin*, nom cher aux lettres, dans laquelle j'ai trouvé quelques observations intéressantes et utiles. J'en réserve quelques-unes pour la suite de cet Ouvrage, où elles seront mieux placées : c'est ici le lieu des deus autres. Le fils de M.***, âgé de quatorze à quinze ans, est mort de convulsions et d'une espèce d'épilepsie, dont l'origine venoit uniquement de la masturbation ; il a été traité inutilement par les Médecins les plus expérimentés de notre ville. Je connois aussi une jeune demoiselle de douze à treize ans, qui, par cette détestable manœuvre, s'est attiré une consomption, avec le ventre gros et tendu, une perte blanche, et une incontinence d'urine. Quoique les remèdes l'aient soulagée, elle languit toujours, et je crains des suites funestes.

SECTION III.

Tableau tiré de l'Onania.

Depuis la publication de cet Ouvrage, j'ai appris par le canal le plus respectable, que l'on ne devait pas ajouter une entière créance aux faits de la collection anglaise, et que cette raison, quelques calomnies,

des obscénités , et la supposition d'un privi-
lège impérial avoient fait prohiber la traduction allemande dans l'Empire. Ces motifs m'auroient déterminé à supprimer tout
ce que j'ai tiré de cet Ouvrage ; mais quelques considérations m'ont engagé à le conserver sous la modification de cet avis. La
première est que quelques-unes de ces raisons ne regardent que l'édition allemande.
La seconde , que , quoiqu'il puisse s'y trouver quelques faits supposés, et que quelques-
uns paroissent même porter ce caractère , il
est cependant prouvé que le plus grand
nombre n'est que trop vrai. Enfin , une troisième considération qui m'a décidé , c'est ce
que je trouve dans la même lettre de *Stehelin*. J'ai reçu , dit-il , une lettre de *Hoffmann* , de Mastrich , dans laquelle il me
marque avoir vu un masturbateur qui s'étoit
déjà attiré une consomption dorsale , qu'il
traita sans succès , et qui fut guéri par les
remèdes de l'Onania , dont le docteur *Bekkers* , à Londres , doit être l'Auteur, si bien
guéri , qu'il est redevenu gros et gras , et
qu'il a quatre enfants.

L'Onania Anglais est un vrai cahos ,
l'ouvrage le plus indigeste qui se soit écrit depuis long-temps. On ne peut lire que les ob-

servations ; toutes les réflexions de l'Auteur ne sont que des trivialités théologiques et morales. Je ne tirerai de tout cet ouvrage, qui est assez long, qu'un tableau des accidents les plus ordinaires, dont les malades se plaignent : la vivacité, l'expression énergique de la douleur et du repentir qui se trouvent dans un petit nombre de lettres, et qui ne peuvent point se trouver dans l'extrait, ne doivent pas affoiblir l'impression d'horreur que leur lecture inspire, parce que cette impression dépend des faits ; et les lecteurs m'auront l'obligation de leur épargner la lecture d'un bien plus grand nombre d'autres lettres sans tour et sans style. Je rangerai sous six chefs les maux dont se plaignent les malades Anglais, en commençant par les plus fâcheux, ceux de l'âme.

1°. Toutes les facultés intellectuelles s'affoiblissent, la mémoire se perd, les idées s'obscurcissent, les malades tombent même quelquefois dans une légère démence ; ils ont sans cesse une espèce d'inquiétude intérieure, une angoisse continuelle, un reproche de leur conscience si vif, qu'ils versent souvent des larmes. Ils sont sujets à des vertiges ; tous leurs sens , mais surtout la vue et l'ouïe s'affoiblissent ; leur sommeil , s'ils peuvent dormir , est troublé par des rêves fâcheux.

2°. Les forces du corps manquent entièrement : l'accroissement de ceux qui se livrent à ces abominations avant qu'il soit fini , est considérablement dérangé. Les uns ne dorment point du tout , les autres sont dans un assoupissement presque continuel. Presque tous deviennent hypocondriaques ou hystériques , et sont accablés de tous les accidents qui accompagnent ces fâcheuses maladies , tristesse , soupirs , larmes , palpitations , suffocations , défaillances. L'on en a vu cracher des matières ressemblant à du sable. La toux , la fièvre lente , la consomption sont les châtiments que d'autres trouvent dans leurs propres crimes.

3°. Les douleurs les plus vives sont un autre objet des plaintes des malades ; l'un se plaint de la tête , l'autre de la poitrine , de l'estomac , des intestins , de douleurs de rhumatisme extérieures , quelquefois d'un engourdissement douloureux dans toutes les parties de leur corps , dès qu'on les comprime le plus légèrement.

4°. L'on voit non-seulement des boutons au visage, c'est un symptôme des plus communs, mais même de vraies pustules supurantes sur le visage, dans le nez, sur la poitrine, sur les cuisses, des démangaisons cruelles de ces mêmes parties. Un des malades se plaignait même d'excrescences charnues sur le front.

5°. Les organes de la génération éprouvent aussi leur part des misères dont ils sont la cause première. Plusieurs malades deviennent incapables d'érection : chez d'autres la liqueur séminale se répand au moment du plus léger prurit, et de la plus foible érection, ou dans les efforts qu'ils font pour aller à la selle. Un grand nombre est attaqué d'une gonorrhé. habituelle qui abat entièrement les forces, et dont la matière ressemble souvent, ou à une sanie fétide, ou à une muscosité sale. D'autres sont tourmentés par des érections douloureuses. La difficulté, quelquefois l'impossibilité de rendre les urines, l'affoiblissement de son jet font cruellement souffrir quelques malades. Il y en a qui ont des tumeurs très-douloureuses aux testicules, à la verge, à la vessie, au cordon spermatique. Enfin, ou l'impossibilité du coït, ou la dépravation de la liqueur génitale, rendent stériles presque tous ceux qui se sont livrés long-temps à ce crime.

6°. Les fonctions des intestins sont quelquefois totalement dérangées, et quelques malades se plaignent de constipations opiniâtres, d'autres d'hémorroïdes et d'un écoulement de matière fétide par le fondement. Cette dernière observation me rappelle le jeune homme dont parle *Hoffmann*, qui, après chaque masturbation, étoit attaqué de la diarrhée, nouvelle cause de la perte de ses forces.

SECTION IV.

Observations de l'Auteur.

LE tableau qu'offre ma première observation est terrible ; j'en fus effrayé moi-même la première fois que je vis l'infortuné qui en est le sujet. Je sentis alors, plus que je n'avois fait encore, la nécessité de montrer aux jeunes gens toutes les horreurs du précipice dans lequel ils se jettent volontairement.

L. D****, horloger, avoit été sage, et avoit joui d'une bonne santé jusqu'à l'âge de dix-sept ans : à cette époque, il se livra à la masturbation, qu'il réitéroit tous les jours, souvent jusqu'à trois fois, et l'éjaculation étoit toujours précédée et accompagnée d'une légère perte de connoissance, et d'un mouvement convulsif dans les muscles extenseurs de la tête, qui la retiròient fortement en arrière, pendant que le col se gonfloit extraordinairement. Il ne s'étoit pas écoulé un an qu'il commença à sentir une grande foiblesse après chaque acte ; cet avis ne fut pas suffisant pour le retirer du bourbier : son âme déjà toute livrée à ces ordures, n'étoit plus capable d'autres idées, et les réitérations de son crime devinrent tous les jours plus fréquentes, jusqu'à ce qu'il se trouvât dans un état qui lui fit craindre la mort. Sage trop tard, le mal avoit déjà fait tant de progrès, qu'il ne pouvoit être guéri ; et les parties génitales étoient devenues si irritables et si foibles, qu'il n'étoit plus besoin d'un nouvel acte de la part de cet infortuné pour faire épancher la semence. L'irritation la plus légère procuroit sur-le-champ une érection imparfaite, qui étoit immédiatement suivie d'une évacuation de cette liqueur, qui augmentoit journellement sa foiblesse. Ce spasme, qu'il n'éprouvoit auparavant que dans le temps de la consommation de l'acte, et qui cessoit en même-temps, étoit devenu habituel, et l'attaquoit souvent sans aucune cause apparente, et d'une façon si violente, que pendant tout le temps de l'accès, qui duroit quelquefois quinze heures, et jamais moins de huit, il éprouvoit dans toute la partie postérieure du col, des douleurs si violentes, qu'il poussoit ordinairement, non pas des cris, mais des hurlemens, et il lui étoit impossible, pendant tout ce temps-là, d'avaler rien de liquide ou de solide. Sa voix étoit devenue enrouée, mais je n'ai pas remarqué qu'elle le fût davantage dans le temps de l'accès. Il perdit totalement ses forces ; obligé de renoncer à sa profession, incapable de tout, accablé de misère, il languit presque sans secours pendant quelques mois, d'autant plus à plaindre, qu'un reste de mémoire qui ne tarda pas à s'évanouir, ne servoit qu'à lui rappeler sans cesse les causes de son malheur, et à l'augmenter de toute l'horreur des remords. J'appris son état, je me rendis chez lui ; je trouvai moins un être vivant, qu'un cadavre gissant sur la paille, maigre, pâle, sale, répandant une odeur infecte, presqu'incapable d'aucun mouvement. Il perdoit souvent par le nez un sang pâle et aqueux, une bave lui sortoit continuellement de la bouche ; attaqué de la diarrhée, il rendoit ses excrémens dans son lit, sans s'en apercevoir ; le flux de semence étoit continuel ; ses yeux chassieux, troubles, éteints, n'avoient plus la faculté de se mouvoir ; le pouls étoit extrêmement petit, vite et fréquent ; la respiration très-gênée, la maigreur excessive, excepté aux pieds, qui commençoient à être œdémateux. Le désordre de l'esprit n'étoit pas moindre ; sans idées, sans mémoire, incapable de lier deux phrases, sans réflexion, sans inquiétude sur son sort, sans autre sentiment que celui de la douleur qui revenoit avec tous les accès au moins tous les trois jours. Être bien au dessous de la brute, spectacle dont on ne peut pas concevoir l'horreur, on avoit peine à reconnoître qu'il avoit appartenu autrefois à l'espèce humaine. Je parvins assez promptement, à l'aide des remèdes fortifiants, à détruire ces violents accès spasmodiques qui ne le rappeloient si cruellement au sentiment que par les douleurs : content de l'avoir soulagé à cet égard, je discontinuai des remèdes qui ne pouvoient pas améliorer son état. Il mourut au bout de quelques semaines, en juin 1757, enflé par tout le corps.

Tous ceux qui se livrent à cette odieuse et criminelle habitude, ne sont pas aussi cruellement punis ; mais il n'en est point qui ne s'en ressente du plus au moins. La fréquence des actes, la variété des tempéramens, plusieurs circonstances étrangères occasionnent des différences considérables. Les maux que j'ai vus le plus souvent sont, 1°. Un dérangement total de l'estomac, qui s'annonce chez les uns par des pertes d'appétit ou par des appétits irréguliers ; chez les autres, par des douleurs vives, surtout dans le temps de la digestion, par des vomissemens habituels, qui résistent à tous les remèdes, tant que l'on reste dans ses mauvaises habitudes. 2°. Un affoiblissement des organes de la respiration, d'où résultent souvent des toux sèches, presque toujours des enrouemens, des foiblesses de voix, des essouflements dès qu'on se donne un mouvement un peu violent. 3°. Un re-lâchement total du genre nerveux.

Il n'est pas nécessaire de connoître beau-coup l'économie animale, pour sentir que ces trois causes peuvent produire toutes les maladies de langueur, et l'expérience prouve qu'elles les produisent tous les jours. Les premiers accidents qui en résultent, dans les masturbateurs, sont, outre ceux que je viens d'indiquer, une diminution considé-rable dans les forces, une pâleur plus ou moins considérable, quelquefois une légère jaunisse, mais continuelle; souvent des boutons, qui ne passent que pour faire place à d'autres, et se reproduire continuel-lement par tout le visage, mais sur-tout au front, aux tempes et près du nez; une maigreur considérable, une sensibilité éton-nante aux changemens des saisons, surtout au froid, une langueur dans les yeux, un affoiblissement de la vue, une diminution considérable de toutes les facultés, sur-tout de la mémoire. « Je sens bien, m'écrivoit un patient, que cette mauvaise manœuvre m'a diminué la force des facultés, et sur-tout la mémoire (1) » Qu'il me soit per-

---

(1) En date du 15 septembre 1755.

mis d'insérer ici les fragments de quelques lettres, qui, réunis, formeront un tableau assez complet des désordres physiques que produit la masturbation, et dont la langue dans laquelle j'écrivois, m'empêcha de faire usage dans la première édition de cet Ouvrage. « J'eus le malheur, comme bien d'autres jeunes gens (c'est dans l'âge mûr qu'il m'écrit), de me laisser aller à une habitude aussi pernicieuse pour le corps que pour l'âme ; l'âge, aidé de la raison, a corrigé depuis quelques temps ce misérable penchant : mais le mal est fait. A l'affection et sensibilité extraordinaires du genre nerveux, et aux accidents qu'elle occasionne, se joignent une foiblesse, un mal-aise, un ennui, une détresse qui semblent m'assiéger comme à l'envi ; je suis miné par une perte de semence presque continuelle ; mon visage devient presque cadavéreux, tant il est pâle et plombé. La foiblesse de mon corps rend tous mes mouvemens difficiles ; celle de mes jambes est souvent telle, que j'ai beaucoup de peine à me tenir debout, et que je n'ose pas me hasarder à sortir de ma chambre. Les digestions se font si mal, que la nourriture se représente aussi en nature, trois ou quatre heures après l'avoir prise, que si je ne venois que de la mettre dans mon estomac. Ma poitrine se remplit de phlegmes, dont la présence me jette dans un état d'angoisse, et l'expectoration, dans un état d'épuisement. Voilà un tableau raccourci de mes misères, qui sont encore augmentées par la triste certitude que j'ai acquise, que le jour qui suit sera encore plus fâcheux que le précédent; en un mot, je ne crois pas que jamais créature humaine ait été affligée de tant de maux que je le suis. Sans un secours particulier de la Providence, j'aurois bien de la peine à supporter un fardeau si pesant.

Je lus en frémissant, dans la lettre d'un autre malade, ces mots terribles, qui me rappellent ceux de l'Onania. » Si la religion ne me retenoit pas, j'aurois déjà terminé une vie d'autant plus cruelle, qu'elle l'est par ma propre faute. » Il n'est point au monde, en effet, d'état pire que celui de l'angoisse; la douleur n'est rien en comparaison, et quand elle se joint à une foule d'autres maux, il n'est point étonnant qu'un malade désire la mort comme son plus grand bien, et regarde la vie comme un malheur réel, si l'on peut appeler vie un état aussi triste,

Vivere quum nequeam, fit mihi posse mori;
Dulce mori miseris, sed mors optata recidit. M.

La description suivante est plus courte, et moins terrible. « J'ai eu le malheur dès ma tendre jeunesse, je crois entre huit et dix ans, de contracter cette pernicieuse habitude, qui de bonne heure, a ruiné mon tempérament ; mais sur tout, depuis quelques années, je suis dans un accablement extraordinaire ; j'ai les nerfs extrêmement faibles ; mes mains sont sans force ; toujours tremblantes, et dans une sueur continuelle ; j'ai de violens maux d'estomac, des douleurs dans les bras, dans les jambes, quelquefois aux reins et à la poitrine, souvent de la toux : mes yeux sont toujours foibles et cassés ; mon appétit est dévorant, et cependant je maigris beaucoup, et j'ai tous les jours plus mauvais visage. L'on verra dans la section du traitement, le succès des remèdes dans ce cas. Je ne détaillerai pas la cure du premier, à cause de sa longueur. « La nature, écrivoit un troisième, m'ouvrit les yeux sur la cause de la langueur dans laquelle je me trouvois, et sur le danger de l'abîme où je me précipitois, soit par des boutons ou vessies qui survenoient à la partie qui servoit d'instrument à mon crime, soit aussi par la foiblesse que j'éprouvois au milieu du crime même, et qui ne me permettoit pas de douter quelle étoit sa cause. »

Je pourrois ajouter ici un grand nombre de relations de maladies pour lesquelles j'ai été consulté depuis la seconde édition de cet Ouvrage ; mais ce seroit des répétitions inutiles, et je me borne à deux ou trois des plus récentes.

Un homme, qui est dans la fleur de son âge, m'écrivait, il n'y a que peu de jours : » J'ai contracté fort jeune une affreuse coutume, qui a ruiné ma santé ; je suis accablé d'embarras et de tournoiements de tête, qui m'ont fait craindre l'apoplexie, et pour lesquels on m'a saigné ; mais on s'aperçut d'abord que l'on avait eu tort. J'ai la poitrine serrée, et par conséquent la respiration gênée ; j'ai fréquemment des douleurs d'estomac, et je souffre successivement presque par tout le corps; je suis tout le jour assoupi et inquiet : pendant la nuit, mon sommeil est troublé et agité, et il ne me répare point ; j'ai souvent des démangeaisons, je suis pâle, j'ai les yeux affoiblis et douloureux , le teint jaune , la bouche mauvaise , etc. »

» Je ne puis faire, m'écrivoit un second, deux cents pas sans me reposer; ma foiblesse est extrême : j'ai des douleurs continuelles dans tout le corps ; mais sur-tout dans les épaules ; je souffre beaucoup des maux de poitrine ; j'ai conservé de l'appétit, mais c'est un malheur, puisque j'ai des douleurs d'estomac dès que j'ai mangé, et que je rends tout ce que je mange : si je lis une page ou deux , mes yeux se remplissent de larmes et me font souffrir ; j'ai souvent des soupirs très-involontaires. *Filo xylino flaccidius , veretrum , omnisque erectionis impotens , semen quidem , manu sollicitatum , effluere finit , néquaquam vero ejaculat ; adeo cœterúm imminutum et retractum ut ocui de sexu vix judicare possint.* » L'on trouvera les détails et les succès du traitement dans la suite de cet Ouvrage; je le donnerai, parce que c'est le plus affoibli, et le plus docile des malades que j'ai vus.

Un troisième, qui s'étoit livré à cette horrible manœuvre, à l'âge de douze ans, paroissoit plus attaqué dans les facultés intellectuelles que dans la santé corporelle. »

Je sens ma chaleur diminuer sensiblement ; le sentiment est considérablement émoussé chez moi ; le feu de l'imagination extrêmement ralenti , le sentiment de l'existence infiniment moins vif ; tout ce qui se passe à présent me paroît presque un songe ; j'ai plus de peine à concevoir , et moins de présence d'esprit ; en un mot , je me sens dépérir , quoique je conserve du sommeil , de l'appétit , et assez bon visage. »

Une suite qui n'est pas rare , c'est l'hypocondrialgie (1) , et , si les hypocondriaques se livrent à cette pratique , elle empire tous les accidents du mal , et le rend totalement incurable. J'ai vu les inquiétudes , les agitations , les anxiétés les plus cruelles, être l'effet de ces deux causes réunies ; et des observations réitérées m'ont prouvé que , dans les hypocondriaques , qui sont sujets à avoir quelquefois des attaques de délire ou de manie , la masturbation hâte toujours les accès. Le cerveau affoibli par cette double cause , perd successivement toutes les facultés , et les malades tombent enfin dans une imbécillité , qui n'est suspendue que par quelques at-

______

(1) Maladie nerveuse.

taques de frénésies. Les Mémoires des curieux de la nature parlent d'un homme mélancolique, qui suivant le conseil d'Horace, cherchoit quelquefois à dissiper ses tristesses par le vin, et qui, s'étant trop livré à un autre genre de plaisirs dans les premiers jours d'un second mariage, tomba dans une manie si terrible, qu'il fallut l'enchaîner (1).

Jakin nous a conservé dans ses Commentaires sur *Rhazes*, l'histoire d'un mélancolique, que des excès dans le même genre jetèrent dans une consomption accompagnée de folie, et qui le tuèrent en peu de jours (2).

L'on sait que les accès épileptiques, accompagnés d'une effusion de liqueur séminale, laissent plus d'épuisement encore, et sur-tout plus d'étourdissement que les autres. Le coït excite les accès de ce mal dans ceux qui y sont sujets, et c'est à cette cause que *Wan Swieten* attribue le grand accablement dans lequel les malades tombent si les accès sont fréquents (3). M. *Didier*

---

(1) Decur. ann. 4, obs. 166, p. 227.
(2) Schenckius, l. 1. obs. 2. De maniâ, p. 152.
(3) Parag. 1077, t. 3, p. 429.

avait connu un Marchand de Montpellier,
qui ne sacrifioit jamais à Vénus, sans avoir,
d'abord après, une attaque d'épilepsie (1).

Galien rapporte une observation semblable (2), et *Henri Van Heers* témoi-
gne la même chose (3). J'ai eu occasion
de m'en convaincre moi-même. *Van Swieten* a connu un épileptique qui fut attaqué
de l'accès la nuit de ses noces (4). *Hoffmann*
connoissoit une femme très-lubrique, qui
avoit le plus souvent un accès d'épilepsie
après chaque acte vénérien. L'on peut placer
ici ce que dit *Boerhaave*, dans son Traité
des maladies des nerfs, que, dans l'ardeur
vénérienne, tous les nerfs sont affectés, quelquefois jusqu'à la mort. Il rapporte l'exemple d'une femme qui tomboit, à chaque coït,
dans une syncope assez longue, et celui d'un
homme qui mourut dans le premier coït;
la force du spasme l'avoit jeté sur-le-champ
dans une paralysie totale (5); et je trouve,
dans l'excellent Ouvrage dont *de Sauvages*

---

(1) Quest. Medic. an epilepsis. mercurius vitæ.
(2) De locis affectis, l. 5, c. 6.
(3) Observationes Medicæ oppidò raræ, obs. 18.
(4) Parag. 1075, t. 3, p. 412.
(5) De morb. nerv. p. 462.

vient d'enrichir la Médecine, l'observation très-singulière, et peut-être unique, d'un homme qui, au milieu de l'acte, étoit attaqué (et le mal a duré douze ans) d'une attaque de nerfs qui lui roidissoit tout le corps, avec perte de sentiment et de connoissance *Ita ut illum, præ oneris impotentiá, in alteram lecti partem excutere cogeretur uxor, et evacuatio spermatis lenta flaccidoque veretro demum succedebat, remittente corporis rigiditate* (1). Je connois plusieurs faits analogues; M. *de Haller* en a indiqué un grand nombre dans ses remarques sur les instituts de *Boerhaave* (2), et l'on en trouve plusieurs autres chez les observateurs.

L'on a vu plus haut que la masturbation procuroit l'épilepsie, et cela arrive plus souvent peut-être qu'on ne le croit : est-il étonnant que ces actes rappellent les accès, comme je l'ai vu plus d'une fois, dans ceux qui y sont déjà sujets? est-il étonnant qu'elle rende cette maladie incurable?

Cette rigidité totale de tout le corps,

---

(5) Nosologia methodica, feu classes morborum, t. 5, p. 230.

(2) Ad Parag. 658, n. 1 * t. 5, p. 446.

dont parle *Boerhaave*, est un des symptômes les plus rares ; je ne l'avois vue qu'une
fois , quand on imprima la dernière édition
de cet Ouvrage , mais dans le degré le plus
complet. Le mal avoit commencé par une
roideur du col et de l'épine ; il gagna successivement tous les membres , et je vis cet
infortuné jeune homme , quelque tems
avant sa mort , ne pouvant avoir d'autre situation que d'être couché à la renverse dans
un lit, sans pouvoir remuer ni les pieds ,
ni les mains ; incapable de toute autre mouvement , et réduit à ne prendre d'alimens
que ceux qu'on lui mettoit dans la bouche,
il vécut quelques semaines dans ce triste
état, et mourut, ou plutôt s'éteignit, presque sans souffrance.

J'ai vu depuis un autre exemple terrible de cette rigidité totale et mortelle qui
mérite bien d'être rapporté. Je fus demandé , le 10 février 1760, pour voir à la
campagne un homme de quarante ans, qui
avoit été très-fort et très-robuste , mais qui
avoit fait beaucoup d'excès en femmes et
en vin , et qui s'était souvent exercé à ce
qu'on appelle des tours de force. Son
mal avoit commencé il y avait plusieurs
mois , par une foiblesse dans les jambes ,

qui le faisoit chanceler en marchant, comme s'il avoit trop bu ; il tomboit quelquefois, même en se promenant dans la plaine ; il ne pouvoit descendre les degrés qu'avec beaucoup de peine, et il n'osoit presque plus sortir de son appartement. Ses mains trembloient beaucoup. Il ne pouvoit écrire quelques mots qu'avec beaucoup de difficulté, et il les écrivoit très-mal, mais il dictoit aisément, quoique sa langue, qui n'avoit jamais eu une bien grande volubilité, commençât à en avoir un peu moins. Sa mémoire le servoit bien, et la seule chose qui pût faire soupçonner quelque lésion dans les facultés, c'est qu'il était moins attentif au *jeu de Dames*, et que sa physionomie étoit assez changée ; il avoit de l'appétit, et il dormait, mais il avoit un peu de peine à se retourner dans le lit.

Il me parut que les excès en femmes et en vin étaient la cause première du mal, et je pensois que les tours de force qu'il avait souvent faits, pouvoient être la cause de ce que les muscles étoient plus particulièrement attaqués. La saison étoit peu favorable aux remèdes ; mais il falloit cependant chercher à arrêter les progrès du mal ; je lui conseillai des frictions de tout le corps

avec de la flanelle, et quelques fortifiants ;
je me proposai d'en augmenter les doses, et
de leur joindre l'usage du bain froid dans
le commencement de l'été. Au bout de quelques semaines le tremblement des mains
paroissoit un peu diminué. Il y eut une
consultation au mois d'avril : on attribua
le mal à ce que le malade avoit écrit pendant quelques mois, il y avoit deux ans,
dans une chambre nouvellement recrépie :
on employa des bains tièdes, des frictions
graisseuses de poudres propres à exciter la
sueur et à calmer les nerfs ; il ne survint
aucun changement. Au mois de juin, une
seconde consultation décida qu'il iroit prendre les eaux de Leuk en Valais : au retour
il avoit plus de tremblement et plus de roideur. Depuis (lors septembre 1760, jusqu'au mois de janvier 1764) je ne l'ai revu
que trois ou quatre fois. En 1762, sur la
foi de je ne sais quelle annonce, il fit venir
de Francfort les remèdes de l'*Onania*, qui
n'opérèrent rien. Il en prit l'année dernière
d'un médecin étranger avec aussi peu de
succès. Le mal a fait, dès le commencement, des progrès lents, mais journaliers ;
et, plusieurs mois avant sa mort, il ne pouvoit plus se soutenir sur ses jambes ; il ne

pouvoit plus remuer seul les bras ni les
mains ; l'embarras de la langue augmenta,
et il perdit tellement la voix, qu'on ne pouvoit l'entendre qu'avec beaucoup de peine ;
les muscles extenseurs de la tête, la laissoient
continuellement tomber sur sa poitrine ; il
avoit toujours de l'inquiétude dans les
reins ; le sommeil et l'appétit diminuèrent
successivement : les derniers mois de sa vie
il avoit beaucoup de peine à avaler ; depuis
Noël il survint de l'oppression, avec une
fièvre irrégulière, les yeux s'éteignirent
singulièrement : il passoit, quand je le
revis, au mois de janvier, tout le jour et
une grande partie de la nuit sur un fauteuil,
penché en arrière, les jambes étendues sur
une chaise, la tête tombant à chaque instant sur la poitrine, ayant toujours une
personne debout auprès de lui, sans cesse
occupée à le changer d'attitude, à lui relever la tête, à l'alimenter, à lui donner du
tabac, à le moucher, et à écouter attentivement tout ce qu'il disoit. Les derniers
jours de sa vie, il étoit réduit à prononcer
lettre par lettre, et on les écrivoit à mesure
qu'il les prononçoit. Voyant que je ne lui
donnois aucune espérance, et que je n'em-
ployois que quelques lénitifs pour l'oppres-

5

sion et la fièvre, pressé par le désir de vivre, il fit à un de ses amis, pour venir me la faire tout de suite, la confidence de la cause à laquelle il attribuoit tous ses maux, en lui avouant que c'étoit la masturbation; qu'il avoit commencé cette infamie il y avait plusieurs années; qu'il l'avait continuée aussi long-temps qu'il l'avait pu, et qu'il avoit senti croître ses maux à mesure qu'il s'y livroit. Il me confirma cet aveu quelques jours après, et c'est ce qui l'avait déjà déterminé à employer les remèdes de l'Onania.

L'excès dans les plaisirs de l'amour ne produit pas seulement des maladies de langueur; il jette quelquefois dans des maladies aiguës, et toujours il dérange celles qui dépendent d'une autre cause; il produit très-aisément la malignité, qui n'est, selon moi, que le défaut de la nature. *Hypocrate* nous a déjà laissé, dans ses histoires des maladies épidémiques, l'observation d'un jeune homme qui, après des excès vénériens et vineux, fut attaqué d'une fièvre accompagnée des symptômes les plus fâcheux, les plus irréguliers et enfin mortelle (1).

____

(1) Épid. l. 3, sect. 3, ag. 16. Foës. p. 1117.

Tout ce que *Hoffman* dit sur cette matière, mérite d'être rapporté. Après avoir parlé du danger des plaisirs de l'amour pour les blessés, il examine celui que courent les personnes qui ont la fièvre, en s'y livrant, et il commence par citer une observation de *Fabrice de Hilden*, qui dit qu'un homme ayant eu commerce avec une femme, le dixième jour d'une pleurésie qui avoit été terminée le septième par des sueurs abondantes, fut attaqué par une forte fièvre et un tremblement considérable, et mourut le treizième jour. Il donne ensuite l'histoire d'un homme de cinquante ans, gouteux, et livré aux femmes et au vin, qui, dans les premiers jours de la convalescence d'une fausse pleurésie, fut attaqué, immédiatement après le coït, d'un tremblement général, avec une rougeur excessive au visage, la fièvre et tous les symptômes de la maladie dont il relevoit, mais beaucoup plus violemment que la première fois, et il fut dans un bien plus grand danger. Il parle d'un homme qui ne se livroit jamais à des excès vénériens sans avoir une fièvre d'accès pendant plusieurs jours. Il finit par une observation de *Bartholin*, qui vit un nouveau marié attaqué le lendemain de ses noces, après des excès conjugaux, d'une fièvre aiguë, avec un grand abattement, des défaillances, des soulevements d'estomac, une soif immodérée, des rêveries, l'insomnie, beaucoup d'inquiétudes : il guérit par le repos et quelques fortifiants (1).

N. Chesneau vit deux jeunes mariés attaqués, la première semaine de leurs noces, d'une violente fièvre continue, avec une rougeur et un gonflement considérable du visage ; l'un des deux avoit une violente douleur au croupion : ils périrent l'un et l'autre au bout de peu de jours (2).

Vandermonde décrit une fièvre produite par la même cause, qui fut aussi très-longue et accompagnée des accidens les plus alarmans, mais dont l'issue fut plus heureuse que dans le malade d'*Hypocrate*. Je ne rapporterai pas ici la description qu'il en donne, parce qu'elle est un peu longue ; mais je conseille aux Médecins de la lire dans l'ouvrage même, qui aujourd'hui se trouve partout : je parlerai plus bas du traitement. *De Sauvages* peint cette maladie.

---

(1) De morb. ex nim. vener. Parag. 20, 21.
(2) Nic. CHESNEAU, obser. medic. lib. quinq.
1. 5, obs. 36, 37.

sous le nom de *fièvre ardente des épuisés*; le pouls est tantôt fort et plein, tantôt faible et petit; les urines sont rouges, la peau sèche et chaude, la soif considérable; ils ont des envies de vomir et ne peuvent point dormir (1).

J'ai vu, en 1761 et 1762, deux jeunes hommes très-sains, très-forts, très-vigoureux, qui furent attaqués, l'un le lendemain, l'autre la seconde nuit de leurs noces, sans aucun frisson, d'une fièvre très-forte, avec le pouls vite et dur, des rêveries, beaucoup de légers mouvemens convulsifs, une inquiétude insoutenable, et la peau très-sèche; le second avoit beaucoup d'altération et beaucoup de peine à uriner. Je pensai d'abord que l'excès du vin pouvoit aussi avoir quelque part à ces accidents; mais je fus pleinement dissuadé, au moins pour le second. Ils furent guéris l'un et l'autre au bout de deux jours; circonstance qui, jointe à l'époque de la maladie et à ses caractères, ne laisse aucun doute sur sa cause.

De tristes observations m'ont appris que les maladies aiguës dans les masturbateurs,

____

(1) Nosolog. t. 2, p. 262.

étoient très-dangereuses ; leur marche est ordinairement irrégulière, leurs symptômes bizarres, leurs périodes dérangées ; l'on ne trouve point de ressources dans le tempéramment, l'art est obligé de tout faire ; et, comme il ne procure jamais de crises parfaites, quand, après beaucoup de peine, la maladie est surmontée, le malade reste dans un état de langueur plutôt que de convalescence, qui exige une continuation de soins les plus assidus, pour empêcher qu'il ne tombe dans quelque maladie longue et difficile à guérir, et je vois que *Fonseca* avoit déjà averti de ce danger. Plusieurs jeunes gens, dit-il, même très-robustes, sont attaqués, après des excès avec les femmes, dans une même nuit, ou d'une fièvre aiguë qui les tue, ou ils tombent dans des maladies fâcheuses, dont ils ont beaucoup de peine à guérir ; car, quand le corps est affoibli par des excès vénériens, s'il est attaqué par quelque maladie aiguë, il n'y a point de remède (1).

Un jeune garçon, qui n'avoit pas encore seize ans, s'étoit livré à la masturbation avec tant de fureur, qu'enfin, au lieu de

____

(1) De sanitate tuendâ, p. 110.

sperme , il n'avoit amené que du sang ,
dont la sortie fut bientôt suivie de douleurs excessives , et d'une inflammation de
tous les organes de la génération. Me
trouvant par hasard à la campagne, on
me consulta ; j'ordonnai des cataplasmes
extrêmement émoliens, qui produisirent
l'effet que j'en attendois ; mais j'ai appris
depuis qu'il étoit mort, peu de temps après,
de la petite vérole , et je ne doute point
que les atteintes qu'il avoit portées à son
tempérament, par ses infâmes fureurs ,
n'aient beaucoup contribué à rendre cette
maladie mortelle. Quel avis aux jeunes
gens !

Tous ceux qui ont souvent occasion de
traiter le mal vénérien , savent que dans
les sujets usés par la fréquence des débauches , il devient fréquemment mortel.
J'ai vu les plus affreux spectacles en ce
genre.

Suite de la Masturbation chez les Femmes.

Les observations que j'ai rapportées dans
la première partie paroissent toutes, si l'on en

excepté celle de M. *Stehelin* , regarder principalement les hommes : ce seroit traiter incomplètement cette matière , que de ne pas avertir le sexe , qu'en courant la même carrière de mauvaises œuvres , il s'expose aux mêmes dangers ; que plus d'une fois il s'est attiré tous les maux que je viens de décrire, et que tous les jours les femmes, livrées à cette luxure, périssent misérablement les victimes. *L'Onania* anglois est rempli d'aveux qu'on ne lit point sans être saisi d'horreur et de compassion ; le mal paroît même avoir plus d'activité dans le sexe, que chez les hommes. Outre tous les symptômes que j'ai déjà rapportés , les femmes sont plus particulièrement exposées à des accès d'hystérie ou de vapeurs affreux, à des jaunisses incurables, à des crampes cruelles de l'estomac et du dos, à de vives douleurs de nez , à des pertes blanches , dont l'âcreté est une source continuelle de douleurs les plus cuisantes ; à des chutes, à des ulcérations de matrice, et à toutes les infirmités que ces deux maux entraînent ; à des dartres, aux parties secrètes ; à des fureurs utérines, qui, leur enlevant à la fois la pudeur et la raison , les mettent au niveau des brutes les plus lascives, jusqu'à ce qu'une mort désespérée les arrache aux douleurs et à l'infamie.

Le visage, ce miroir fidèle de l'état de l'âme et du corps, est le premier à nous faire apercevoir des dérangemens intérieurs. L'embonpoint et le coloris, dont la réunion forme cet air de jeunesse qui seul peut tenir lieu de beauté, et sans lequel la beauté ne produit plus d'autre impression que celle d'une admiration froide ; l'embonpoint, dis-je, et le coloris disparoissent les premiers ; la maigreur, le plombé du teint, la rudesse de la peau leur succèdent immédiatement ; les yeux perdent leur éclat, se ternissent, et peignent, par leur langueur, celle de toute la machine ; les lèvres perdent leur vermillon, les dents leur blancheur, et enfin il n'est pas rare que la figure reçoive un échec considérable par la déformation totale de la taille. Le *rachitis*, ce qu'on appelle communément la nouure, n'est pas une maladie qui, comme l'a écrit le grand *Boerhave*, n'attaque jamais depuis l'âge de trois ans. L'on voit communément des jeunes gens de l'un et de l'autre sexe, mais surtout parmi les femmes, qui, après avoir été bien faits jusqu'à 8, 10, 12, 14, même 16 ans, tombent peu à peu dans un déran-

5.

gement de la taille par la courbure de l'épine ; et le désordre devient quelquefois très-considérable. Ce n'est pas ici la place des détails de cette maladie, ni de l'énumération des causes qui la produisent. *Hypocrate* en a déjà indiqué deux (1). J'aurai peut-être ocoasion de communiquer, dans un autre Ouvrage, ce que plusieurs observations m'ont appris là-dessus ; mais ce que je dois dire ici, c'est que parmi ces causes, la masturbation occupe un des premiers rangs.

Hoffman avait déjà dit que les jeunes gens qui se livrent aux plaisirs de l'amour, avant que d'avoir fait leur crue, maigrissoient et décroissoient au lieu de croître (2) ; et l'on sent qu'une cause qui peut empêcher l'accroissement, doit à plus forte raison en troubler l'ordre, et produire ces inégalités dans sa marche, qui contribuent à la maladie dont je parle.

Un symptôme commun aux deux sexes

---

(1) Aphor. sec. 6, 46.

(2) De ætate conjugio opportunâ, Parag. 10, supplem. secund. p. 340. Toute cette dissertation mérite d'être lue, quoiqu'elle pût être mieux faite.

et que je place dans cet article, parce qu'il est plus fréquent chez les femmes, c'est l'indifférence que cette infamie laisse pour les plaisirs légitimes de l'hymen, lors même que les désirs et les forces ne sont pas éteints: indifférence qui non-seulement fait bien des célibataires, mais qui souvent poursuit jusque dans le lit nuptial. Une femme avoue, dans la collection du docteur *Bekkers*, que cette manœuvre a pris tant d'empire sur ses sens, qu'elle déteste les moyens légitimes d'amortir l'aiguillon de la chair. Je connois un homme qui, instruit à ces abominations par son précepteur, éprouva le même dégoût dans les commencements de son mariage ; et l'angoisse de cette situation, jointe à l'épuisement dû à ses manœuvres, le jeta dans une profonde mélancolie, qui céda cependant à l'usage des remèdes nervius et fortifiants.

Avant que d'aller plus loin, qu'on me permette d'inviter les pères et les mères à réfléchir sur l'occasion du malheur de ce dernier malade, et il en est plus d'un dans le même cas. Si l'on peut être trompé à ce point dans le choix de ceux à qui l'on confie le soin important de former l'esprit et le cœur des jeunes gens, que ne doit-on

pas craindre, et de ceux qui, n'étant destinés qu'à développer leurs talens corporels,
sont examinés moins rigoureusement sur
les mœurs, et des domestiques qu'on en-
gage souvent sans s'informer s'ils en ont?
Le jeune enfant dont j'ai parlé d'après
Rast, fut instruit au mal, comme on l'a
vu, par une servante: la collection an-
gloise est pleine d'exemples pareils ; et
je ne pourrois produire qu'un trop grand
nombre de jeunes plantes perdues par le
jardinier auquel on avait confié le soin de
leur tournure. Il est, dans cette espèce de
culture, des jardiniers des deux sexes. Quels
remèdes, me dira-t-on, à ces maux ?
La réponse sort de ma sphère, je la ferai
courte. Apporter la plus grande attention
au choix d'un Précepteur, et veiller sur
lui et sur son élève avec cette vigilance
qui, dans un père de famille attentif et
éclairé, découvre ce qui se fait dans les
endroits les plus obscurs de sa maison ;
de cette vigilance qui découvre le bois du
cerf échappé à tous les autres yeux, et
qui est toujours possible, quand on veut
fortement l'avoir :

Docuit enim fabula dominum videre plurimum
in rebus suis. Phæd.

Ne laisser jamais les jeunes gens seuls avec les maîtres suspects ; empêcher tout commerce avec les domestiques.

Il n'y a pas long-temps qu'une fille, âgée de dix-huit ans, qui avoit joui d'une très-bonne santé, tomba dans une foiblesse étonnante ; ses forces diminuoient journellement ; elle étoit tout le jour accablée par l'assoupissement, et la nuit par l'insomnie ; elle n'avoit plus d'appétit, et une enflure œdémateuse s'étoit répandue par tout le corps. Elle consulta un habile Chirurgien, qui, après s'être assuré qu'il n'y avoit point de dérangement dans les règles, soupçonna la masturbation. L'effet que produisit sa première question, lui confirma la justesse de son soupçon, et l'aveu de la malade le changea en certitude ; il lui fit sentir le danger de cette manœuvre, dont la cessation et quelques remèdes ont arrêté, en très-peu de jours, les progrès du mal, et produit même quelqu'amendement.

Outre la masturbation ou la souillure manuelle, il est une autre souillure qu'on pourroit appeler *clitoridienne*, dont l'origine connue remonte jusqu'à la seconde *Sapho*,

Lesbides, infamem quæ me fecistis, amatæ ;

et qui trop commune parmi les femmes de Rome , à l'époque où toutes les mœurs s'y perdirent , fut plus d'une fois l'objet des épigrammes et des satyres de ce siècle :

Leonûm ancillas profita Laufella corona
Provocat, et tollit pendentis præmia coxæ.
Ipsa Medullina frictum trissantis adorat.
Palmam inter dominas virtus natalibus æquat (1).

La nature , dans ses jeux. donne à quelques femmes une demi-ressemblance aux hommes , qui , mal examinée, a fait croire pendant bien des siècles à la chimère des hermaphrodites. La taille surnaturelle d'une partie très-petite à l'ordinaire , et sur laquelle Tronchin a donné une savante dissertation , opère tout le miracle , et l'abus odieux de cette partie, tout le mal. Glorieuses , peut-être , de cette espèce de ressemblance , il s'est trouvé de ces femmes imparfaites qui se sont emparées des fonctions viriles (2). Le danger n'est cependant pas moindre que dans les autres moyens

____

(1) Juven. Sat. 6, v. 321.
(2) Illas dixit Græcia Tribades , Gallis dicuntur Ribaudes : monstrum quotidie nascens, et cui co :

de souillure ; les suites en sont également affreuses. Toutes ces routes mènent à l'épuisement, aux langeurs, aux douleurs, à la mort. Ce dernier genre mérite d'autant plus d'attention, qu'il est fréquent de nos jours, et qu'il seroit aisé de trouver plus d'une *Laufella* et d'une *Medullina* qui, comme ces Romaines, estiment assez les dons de la nature pour croire qu'ils doivent faire disparoître les différences arbitraires de la naissance.

L'on a vu souvent des femmes aimer des filles avec autant d'empressement que les hommes les plus passionnés, et concevoir même la jalousie la plus vive contre ceux qui paroissent avoir de l'affection pour elles.

Il est temps de finir de si tristes détails, je me lasse de peindre les turpitudes et les misères de l'humanité. Je n'accumulerai pas ici un plus grand nombre de faits ; ceux qui me restent trouveront naturellement leur place ailleurs ; et je passe à l'examen des causes, après cette observation générale, c'est que les jeunes gens nés avec

---

confidentiùs sese tradunt cellæ, quod abest fœcunditas, et ut dixit JUVENALIS:

Quod abortivo non est opus.

une constitution faible, ont, à parité de crimes, bien plus de maux à redouter que ceux qui sont nés vigoureux. Aucun n'évite le châtiment : tous ne l'éprouvent pas également sévère. Ceux sur-tout qui ont à craindre l'hérédité de quelques maladies paternelles ou maternelles, qui sont menacés de la goutte, la pierre de l'étisie, des écrouelles, qui ont eu quelques atteintes de toux, d'asthme, de crachements de sang, de migraines d'épilepsie, qui ont du penchant à cette espèce de nouure dont j'ai parlé plus haut : tous ces infortunés, dis-je, doivent être intimement persuadés que chaque acte de ces débauches porte une forte atteinte à leur constitution, hâte à coup sûr l'apparition des maux qu'ils craignent, en rendra les accès infiniment plus fâcheux, et les jettera, à la fleur de leur âge, dans toutes les infirmités de la vieillesse la plus languissante (1).

Tartaraas vivum constat inite vies.

___

(1) C'est ordinairement de dix à quinze ans que les enfans apprennent ce que c'est que la masturbation. Un camarade officieux leur fait part le plus souvent de ses connoissances à cet égard quand on les met dans les pensions ; mais il ne faut pas croire que le hasard ou plutôt un certain instinct particulier

ne les y porte quelquefois. C'est surtout chez les petites filles que j'ai particulièrement remarqué cet instinct; j'en ai vu dès l'âge de trois ans réduites à la maigreur la plus affreuse, par les suites d'attouchements répétés qui les auroient inévitablement conduites au tombeau si les parents, aidés des médecins, n'avoient pu les faire cesser par des moyens quelquefois très-violents.

M. le professeur *Dubois*, dont le nom bien connu fera long-temps autorité dans le monde, pratiqua, il y a quelques années, sur une jeune demoiselle, une opération des plus douloureuses, et la guérit par là de son funeste penchant. Il enleva avec le bistouri une portion des parties secrètes, et brûla ensuite la plaie avec un fer rouge. La jeune personne, dans la crainte de la mort, montra dans cette circonstance un courage qu'on étoit loin d'en attendre : car ce fut avec une espèce de joie qu'elle se soumit à l'opération.

Il existe dans l'épaisseur des membranes qui forment presqu'en entier les parties extérieures de la génération chez la femme, de petites glandes qui sécrètent continuellement une humeur particulière, destinée à y entretenir la souplesse et l'humidité. Cette humeur, exposée au contact de l'air, s'aigrit, devient irritante, et force à se gratter. On conçoit que dès qu'un enfant n'est pas tenu dans la plus grande propreté, il peut arriver, ce qu'en effet on voit tous les jours, qu'il se gratte, d'abord par nécessité, et ensuite par le plaisir trompeur qu'il y trouve. Je crois qu'il n'existe pas de cause de la masturbation aussi commune que celle-là: je fais tous les jours, à cet égard, des observations qui me confirment dans l'opinion que j'émets ici.

Consulté il y a quelques mois pour une très-jeune fille qui, paroissant bien se porter, maigrissoit à vue d'œil : j'en reconnus sur le champ la cause. Les soins de propreté furent d'abord conseillés, et une camisole, dont les manches réunies fixoient les mains sur le devant de la poitrine, fut appliquée jour et nuit. L'enfant, subjugué par le penchant qui l'entraînoit, trouva moyen de se passer de ses mains emprisonnées ; car elle se frottoit, malgré de fortes corrections, sur le bâton des chaises. Je conseillai d'appliquer sur la partie même une étoffe de crin extrêmement rude, dont le contact produisît toujours de la douleur : le succès passa nos espérances ; la petite fille, forcée même de marcher les jambes écartées, renonça à ses frottements sur la chaise, guérit promptement, et reprit bien vite son embonpoint ordinaire.

C. M.

ARTICLE II.

LES CAUSES.

SECTION V.

Importance de la Liqueur séminale.

Comment une trop grande émission de semence produit-elle tous les maux que je viens de décrire-? C'est ce que je dois examiner actuellement. On peut réduire ces causes à deux, la privation de cette liqueur, et les circonstances qui en accompagnent l'émission. Le détail anatomique des organes qui la séparent, les conjectures plus ou moins probables sur la façon dont se fait cette séparation, les observations sur ses qualités sensibles seroient autant d'objets déplacés dans cet Ouvrage. Il ne s'agit ici que de prouver son utilité par les témoi-

(92)

gnages des Médecins les plus respectables ,
j'en ai déjà rapporté quelques-uns , et de
déterminer ses effets sur le corps. La Section suivante sera destinée à l'examen des
effets que doivent produire les circonstances
qui accompagnent l'émission.

Hypocrate a cru qu'elle se séparoit de
tout le corps , mais sur-tout de la tête. La
semence de l'homme vient , dit-il , de toutes
les humeurs de son corps ; elle en est la
partie la plus importante. Ce qui le prouve ,
c'est la foiblesse qu'éprouvent ceux qui en
perdent par l'union charnelle, quelque
petite que soit la dose qu'ils en perdent. Il
y a des veines et des nerfs qui de toutes les
parties du corps vont se rendre aux parties
génitales ; quand celles-ci se trouvent remplies et échauffées , elles éprouvent une dé-
mangeaison , qui , se communiquant dans
tout le corps , y porte une impression de
chaleur et de plaisir ; les humeurs entrent
dans une espèce de fermentation qui en sépare ce qu'il y a de plus précieux et de plus
balsamique , et cette partie ainsi séparée du
reste , est portée par la moëlle de l'épine aux
organes génitaux. (1) *Galien* adopte ces

____

(1) De Genitura, Foës, p. 231.

idées. *Cette humeur, dit-il, n'est que la partie la plus subtile de toutes les autres ; elle a ses veines, ses nerfs qui la portent de tout le corps aux testicules* (1). *En perdant la semence, dit-il ailleurs, on perd en même temps l'esprit vital ; ainsi il n'est point étonnant qu'un coït trop fréquent, énerve, puisqu'il prive le corps de ce qu'il a de plus pur* (2). Le même Auteur nous a conservé, dans son Histoire de la Philosophie, les opinions des différens Philosophes anciens sur ce sujet : qu'on me permette de les rapporter ici. *Aristote,* dont les Ouvrages physiques seront estimés tant qu'on connoîtra le prix des observations, le mérite et la difficulté qu'il y a à en ouvrir la carrière, l'appelle l'*excrément du dernier aliment* (ce qui signifie, en termes plus clairs, la partie la plus perfectionnée de nos alimens), *qui a la faculté de reproduire des corps semblables à celui qui l'a produit.* Pythagore dit que c'est la *fleur du sang le plus pur.* Alcmæon, son élève, Physicien et Médecin distingué, l'un des premiers qui aient connu l'impor-

____

(1) De Spermate, l. 1, c. 1, t. 8, p. 135.
(2) De Semine, l. 1, c. 25, t. 1, p. 1281.

tance de disséquer les animaux, et celui des Philosophes païens qui paroît avoir eu les idées les plus vraies de la nature de l'âme; *Alcmœon*, dis-je, la regardoit comme *une portion du cerveau*, et il n'y a que deux ou trois ans qu'un Médecin célèbre a adopté et amplifié ce système; il indique les passages par lesquels le cerveau va aux testicules, qu'il regarde comme des ganglions, et non pas comme des glandes, et c'est par la dissipation du cerveau qu'il explique tous les phénomènes de l'épuisement vénérien.

Platon envisageoit cette liqueur comme *un écoulement de la moëlle de l'épine.* Démocrite pensoit comme *Hypocrate* et *Galien. Épicure*, cet homme respectable, qui a connu mieux que personne, que l'homme n'étoit heureux que par les plaisirs, mais qui, en même-temps, a fixé ces plaisirs par des règles que le héros chrétien ne désavoueroit pas; *Épicure*, dont la doctrine a été si cruellement défigurée et dénigrée par les Stoïciens, que ceux qui ne l'ont connue que par leur canal, s'y sont laissé surprendre, et ont pris pour un débauché, dit M. de Fénélon, un homme d'une continence exemplaire, et dont les mœurs ont toujours été réglées; j'ajouterai, dont les principes font

la censure la plus sévère des dogmes de ces
prétendus sectateurs modernes, qui, ne connoissant de lui que son nom, en abusent in-
dignement pour autoriser des systêmes d'infamie qu'il abhorroit, et dont les sages,
qui aiment le vrai, ne doivent pas permettre qu'on déshonore la mémoire, si tant
est que des gens perdus puissent déshono-
rer quelqu'un ; *Epicure*, dis-je, regardoit
la semence comme *une parcelle de l'âme et
du corps*, et fondoit, sur cette idée, les préceptes qu'il donnoit de la conserver soigneusement. Quoique plusieurs de ces sentimens
diffèrent en quelque chose, tous prouvent
combien l'on a cru cette humeur précieuse.

L'on a demandé, est-elle analogue à
quelqu'autre humeur ? est-elle la même
que ce liquide, qui, sous le nom d'esprits
animaux, parcourt les nerfs, concourt à
toutes les fonctions un peu importantes de
la machine animale, et dont la dépravation
produit une infinité de maux si fréquents et
si bizarres ? Pour répondre positivement à
cette question, il faudroit connoître intimement la nature de ces deux humeurs.
Nous sommes loin de ce degré de connoissance, et nous n'avons à proposer que
d'ingénieuses et de probables conjectures.

(96)

L'on comprend aisément, dit Hoffmann, comment il y a un rapport si étroit entre le cerveau et les testicules, puisque ces deux organes séparent du sang la lymphe la plus subtile et la plus exquise, qui est destinée à donner la force et le mouvement aux parties, et à servir même aux fonctions de l'âme. Aussi il est impossible qu'une dissipation trop abondante de ces liqueurs ne détruise pas les forces de l'âme et du corps (1). *La semence, dit-il ailleurs, se distribue, comme les esprits animaux séparés par le cerveau, dans tous les nerfs du corps, et paroît être de la même nature; de là vient que plus on en dissipe, moins il se sépare de ces esprits.* De Gorter est dans la même idée : *la semence est la plus parfaite et la plus importante des liqueurs animales, la plus travaillée, le résultat de toutes les digestions ; son intime rapport avec les esprits animaux, prouve que, comme eux, elle tire son origine des humeurs les plus parfaites.* (1).

---

(1) Même endroit, Cas. 102, p. 293.
(2) De perspic. insensibili, c. 17, parag. 5, p. 219.
En 1720, le Docteur G. A. JACQUES soutint à Paris une thèse sur cette question : An humerum

En un mot, il paroît par ces témoignages, et par une foule d'autres qu'il seroit difficile de citer, que c'est une liqueur extrêmement importante, qu'on pourroit appeler *l'huile essentielle* des liqueurs animales, ou, plus exactement peut-être, *l'esprit recteur*, dont la dissipation laisse les autres humeurs foibles, et en quelque façon éventées.

Quelle que soit, dira-t-on, l'importance de cette humeur, puisqu'elle est séparée des autres, qu'elle est déposée dans ses réservoirs, de quel usage peut-elle être au corps? L'on accorde qu'une trop grande évacuation des humeurs qui circulent actuellement dans les vaisseaux, qui par là même fournissent à la nutrition, telles que le sang, la sérosité, la lymphe, etc., doit affoiblir; mais il est plus difficile de comprendre comment une humeur, qui ne circule plus, qui est isolée, peut produire cet effet. Je réponds d'abord que des exemples semblables et trop fréquents pour n'être pas généralement connus, auroient dû prévenir cette objection. Il n'y a per-

præstantior semen (*a*)? et, suivant l'usage, il répondit affirmativement.

(*a*) La semence est-elle la plus précieuse des humeurs?

6

(98)

sonne qui n'ait vu qu'une évacuation de lait,
pour me borner à celle-ci, quoique médiocre et peu longue, affoiblit à un point
dont les influences se font quelquefois res-
sentir pendant le reste de la vie, chez une nourrice dont la santé n'est pas vigoureuse, et
que la plus robuste succombe au bout d'un
certain terme. La raison en est sensible :
en vidant trop souvent les réservoirs destinés à recevoir quelque liqueur, l'on détermine les humeurs par une suite nécessaire
des lois de la machine, à y affluer en plus
grande abondance : cette sécrétion devient
excessive ; toutes les autres en souffrent,
surtout la nutrition, qui n'est qu'une espèce
de sécrétion ; l'animal languit et s'affoiblit.
Mais, en second lieu, il y a pour la semence une réponse qui n'a pas lieu pour
le lait : le lait est une liqueur simplement
nutritive dont la trop grande sécrétion ne
nuit qu'en diminuant trop la quantité des
humeurs : la semence est une liqueur active
dont la présence produit des effets nécessaires au jeu des organes, qui cesse si on
l'évacue ; une liqueur, par là même, dont
l'émission superflue nuit par un double endroit. Je m'explique : Il est des humeurs,
telles sont la sueur et la transpiration qui

abandonnent le corps au moment où elles sont séparées des autres humeurs, et expulsées des vaisseaux de la circulation. Il en est d'autres, telle est l'urine, qui, après cette séparation et cette expulsion, sont retenues pendant un certain temps dans des réservoirs destinés à cela, et dont elles ne sortent que quand elles sont en assez grande quantité pour exciter sur ces réservoirs une irritation qui les force mécaniquement à se vider. Il en est de troisièmes, qui sont séparées et retenues, comme les secondes, dans des réservoirs, non point dans la vue d'être du moins entièrement évacuées, mais pour acquérir, dans ces réservoirs, une perfection qui les rend propres à de nouvelles fonctions, quand elles rentrent dans la masse des humeurs. Telle est, entre plusieurs autres, la liqueur génitale. Séparée dans les testicules, elle passe de là, par un canal assez long, dans les vésicules séminales, et est constamment repompée par les vaisseaux absorbants, et, de proche en proche, rendue à la masse totale des humeurs. C'est une vérité que l'on démontre par bien des preuves: une seule suffit. Dans un homme sain, la séparation de cette liqueur se fait continuellement dans les testicules; elle se rend dans ses réservoirs dont l'étendue est très-bornée, et ne peut peut-être pas en contenir tout ce qui se sépare dans un jour; cependant il est des hommes continents qui n'en évacuent point pendant des années entières. Que deviendroit-elle, si elle ne rentroit pas continuellement dans les vaisseaux de la circulation ? Rentrée qui est extrêmement facilitée par la structure de tous les organes qui servent à la séparation, à la route et à la conservation de cette humeur. Les veines y sont beaucoup plus considérables que les artères, et cela dans une proportion qui ne se trouve point aussi grande ailleurs (1). Aussi il est probable que ce repompement ne se fait pas seulement dans les vésicules séminales, mais qu'il a déjà lieu dans les testicules, dans les épididimes, qui sont une espèce de premier réservoir adhérent aux testicules, et dans le canal différent, qui est celui par lequel la sémence va du testicule à la vésicule séminaire.

---

(1) J'adopte, ou je parois adopter ici le système commun, que les veines ordinaires absorbent. Dans le système de M. Hunster, qui croit que l'absorbtion ne se fait que par les veines lymphatiques, les parties génitales sont également

Galien avoit su que les humeurs s'enrichissent de la semence retenue, quoiqu'il en ignorât le mécanisme. *Tout en est plein, dit-il, chez ceux qui ne commercent pas avec les femmes; l'on n'en trouve point chez ceux qui se livrent souvent à ce commerce.* Il se donne ensuite beaucoup de peine pour découvrir comment une petite quantité de cette humeur peut donner autant de force au corps ; enfin il décide *qu'elle est d'une vertu exquise, et qu'ainsi elle peut communiquer très-promptement de sa force à toutes les parties du corps*(1). Il prouve ensuite, par plusieurs exemples, qu'une petite cause produit souvent de grands effets, et conclut ainsi : *Est-il donc étonnant que les testicules fournissent une liqueur propre à répandre une nouvelle vigueur sur tout le corps ? Le cerveau produit bien les sensations et les mouvements, et le cœur donne aux artères la force de battre.* Je finirai cette Section par rapporter ce que dit de la semence l'un des plus grands hommes de ce siècle.

---

propres à une très-grande absorbtion, puisque les vaisseaux de cette espèce y sont très-abondants.

(1) De semine, l. 1, c. 34., t. 1, p. 1279.

6.

La semence est gardée dans les vésicules séminaires jusqu'à ce que l'homme en fasse usage, ou que les écoulements nocturnes l'en privent. Pendant tout ce temps-là, la quantité qui s'y en trouve, excite l'animal à l'acte vénérien; mais la plus grande quantité de cette semence, la plus volatile, la plus odorante, celle qui a le plus de force, est repompée par le sang, et elle y produit, en y entrant, des changements bien surprenants: la barbe, les poils, les cornes; elle change la voix et les mœurs, car l'âge ne produit pas dans les animaux ces changements; c'est la semence seule qui les opère, et on ne les remarque jamais dans les eunuques (1).

Comment la semence opère-t-elle ces effets? C'est-là un de ces problêmes dont la solution n'est peut-être pas encore mûre. Ce qu'on peut cependant dire avec beaucoup de probabilité, c'est que cette liqueur est

---

(1) HALLER, prim. lin. phy. parag. 790. L'on peut consulter sur ces matières WHARTON, de glandulis. RUSSEL, de œconomia naturæ in gland. morb. p. 92, SKMEIDER, de regressu seminis ad massam sanguineam. Supplém. aux actes des Savans de Leipsick, t. 5, p. 252, et une foule d'autres Auteurs physiologistes.

un *stimulus*, un aiguillon qui irrite les parties qu'il touche ; son odeur forte, et l'irritation évidente qu'elle exerce sur les organes de la génération, ne laissent aucun doute là-dessus, et l'on comprend que ces particules âcres, étant continuellement repompées et remêlées aux humeurs, aiguillonnent légèrement, mais sans interruption, les vaisseaux, qui, par-là même, se contractent avec plus de force ; la circulation est plus animée ; la nutrition plus exacte ; toutes les autres fonctions se font d'une manière plus parfaite : quand ce secours manque, plusieurs fonctions ne se développent jamais ; c'est le cas des eunuques (1) ; toutes se font mal.

Il se présente ici une question assez naturelle ; c'est, pourquoi les eunuques n'éprouvent pas les mêmes maux que ceux qui s'épuisent par les débauches vénériennes. Il n'est guère possible de répondre exactement à cette question, qu'à la fin de la section suivante.

––––––––––––––––––––––––––––

(1) Ceux qui voudront lire un très-bon ouvrage sur ces hommes imparfaits, doivent se procurer WETHOS, *de castratis.*

SECTION VI.

Examen des Circonstances qui accompagnent l'émission.

IL y a plusieurs évacuations qui se font sans qu'on s'en aperçoive : toutes les autres se font dans l'état de parfaite santé, avec une facilité qui fait qu'elles n'ont aucune influence sur le reste de la machine ; le plus léger mouvement dans l'organe qui en renferme la matière, suffit à l'expulsion. Il n'en est pas de même de l'évacuation de la semence. Il ne faut rien moins que des ébranlements généraux, une convulsion de toutes les parties, une augmentation de vitesse dans le mouvement de toutes les humeurs, pour la déplacer et lui donner issue. Est-ce trop hasarder de dire qu'on peut regarder ce concours nécessaire de toute la machine, au moment de son évacuation, comme une preuve sensible de l'influence qu'il a sur tout le corps ? Le coït , dit *Démocrite,* est une espèce d'épilepsie. *C'est*, dit de Haller, *une action très-violente, qui est très-voisine de la convulsion, et qui, par-là même affoiblit étonnemment, et nuit à tout le systéme nerveux.* L'on a vu, dans les observations que j'ai rapportées plus haut, et dans quelques-unes de celles que j'ai citées, l'émission accompagnée de vraies convulsions, d'une espèce d'épilepsie ; et la même observation fournit les preuves évidentes de l'influence que ces mouvements violents eurent sur la santé du malheureux qui en est le sujet. La promptitude avec laquelle l'affoiblissement suit l'acte, a paru à bien des gens, et avec raison, une preuve que ce ne pouvoit être la seule privation de semence qui l'occasionnoit : mais ce qui prouve démonstrativement combien le spasme doit affoiblir, c'est l'affoiblissement qu'éprouvent tous les malades qui ont des accès de maladies convulsives : celui qui suit les accès d'épilepsie est quelquefois excessif.

Ce n'est qu'au spasme qu'on peut attribuer l'effet que le coït produisit sur l'*Amman* d'une ville de Suisse, dont *F. Platerus* nous a conservé l'histoire, et qui, s'étant remarié déjà vieux, fut saisi, en voulant célébrer ses noces, d'une suffocation si violente, qu'il fut obligé de cesser. Le même accident le reprit toutes les fois qu'il tenta le même essai. Il s'adressa à une foule de charlatants : l'un lui promit, après lui avoir fait prendre plusieurs remèdes, qu'il n'avoit plus aucun danger à courir. Il hasarda une nouvelle tentative sur la parole de son Esculape : le succès en fut d'abord le même ; mais plein de confiance, il voulut aller jusqu'au bout, et mourut dans l'acte même, entre les bras de sa femme (1).

Les palpitations violentes qui accompagnent quelquefois le coït sont aussi un symptôme convulsif. *Hypocrate* parle d'un jeune homme à qui des excès en vin et en femmes avoient occasionné, entr'autres symptômes, des palpitations continuelles (2); et *Dolæus* en a vu un saisi, dans l'acte même, d'une palpitation si violente, qu'il auroit été étouffé, s'il avoit persisté (3). L'on trouve dans *Hoffmann* d'autres faits semblables.

____

(1) Felic. PLATERI. Observat. lib. prim. suffocatio ex congressu, p. 174.

(2) Epidem. l. 3, f. 7, æg. 17, Foes. p. 1117.

(3) Encyclop. Medic. l. 2, c. 6, p. 347.

(107)

L'observation de l'enfant cité plus haut est encore une preuve qui n'a pas échappé à la sagacité de *Rast*, du pouvoir de la cause convulsive, puisqu'à cet âge, il ne pouvoit guère évacuer qu'une humeur claire, et non point une véritable semence.

Ces remarques ont été saisies par le plus grand nombre des bons Auteurs qui ont écrit sur cette matière. *Galien* paroît les avoir déjà faites. *La volupté elle-même*, dit-il, *affoiblit les forces vitales. Fleming*, n'a pas omis cette cause dans son beau poëme sur les maladies des nerfs.

Quin etiam nervos frangit quæcumque voluptas (1).

Sanctorius établit positivement que les mouvemens affoiblissent plus que l'émission de la semence, et il est bien étonnant que *Gotter*, son commentateur, ait cherché à persuader le contraire. La raison qu'il en donne, en assurant que ces mouvements n'affoiblissent pas plus que d'autres mouvemens quelconques, *parce qu'ils ne sont pas convulsifs*, ne persuadera personne. Un exemple, s'il peut en citer un, ne fait pas la loi. *Lister*, *Noguez*, *Quincy*,

____

(1) Neuropathia, l. 1, v. 375.

(108)

qui ont commenté le même ouvrage avant lui, ne pensent pas comme lui, et ils attribuent une partie du danger à l'affaiblissement que laissent les convulsions. Le coït, dit *Noguez*, est une convulsion ; il dispose les nerfs aux mouvemens convulsifs, et la plus légère occasion les fait naître. (1).

J. B. Borelli, l'un des premiers créateurs de la Physiologie, ne les avait pas envisagés comme M. *Gotter* ; il est positif sur cet article : *Cet acte est accompagné d'une espèce d'affection convulsive, qui porte les plus rudes atteintes au cerveau, et à tous les genres nerveux* (2).

Senac attribue positivement aux nerfs les foiblesses qui suivent le coït. La cause la plus vraisemblable de la syncope qui survient quand un abcès s'ouvre dans l'intérieur de l'abdomen, *c'est*, dit-il, *l'action des nerfs qui se mettent alors en jeu. Cela est confirmé par l'abattement et par la syncope qui suivent l'effusion de la semence car ce n'est qu'aux nerfs qu'on peut imputer cette défaillance* (3).

----

(1) Neuropathia, l. 1, v. 375.
(2) De motu animal, l. 2, c. 12, prop. 170.
(3) Traité du cœur, l. 4, c. 12, parag. 3, pag. 539.

Lewis (1) l'attribue plus à cette cause qu'à l'autre, tout comme *Sanctorius.*

Dès qu'il y a convulsion, le genre nerveux se trouve dans un état de tension, ou plus exactement, dans un degré d'action extraordinaire, dont la suite nécessaire est un relâchement excessif. Tout organe qu'on a monté au-dessus de son ton, retombe au-dessous; par-là même les fonctions qui en dépendent se font nécessairement mal; et, comme les nerfs influent sur toutes, il n'en est point qui n'éprouve quelque dérangement, quand ils sont affaiblis.

Une raison qui contribue aussi à l'affaiblissement du genre nerveux, c'est l'augmentation de la quantité du sang dans le cerveau pendant l'acte vénérien; augmentation bien démontrée, et qui est allée plusieurs fois jusqu'à produire l'apoplexie: l'on en trouve plusieurs exemples dans les observateurs; et *Hoffmann* rapporte celui d'un soldat qui, se livrant à cet acte avec fureur, mourut apoplectique dans le coït même: l'on trouva le cerveau plein de sang. C'est par cette même augmentation de sang, qu'on explique pourquoi ces excès produisent la

____

(1) Aphor. 4, p. 6.

7

folie (1). Cette quantité de sang distendant les nerfs, les affaiblit; ils résistent moins aux impressions, et c'est ce qui fait leur faiblesse.

En réfléchissant sur les effets de ces deux causes, l'évacuation de la semence et les mouvemens convulsifs, il est aisé d'expliquer les désordres qui doivent en résulter dans le corps. L'on peut les ranger sous trois classes; la dépravation des digestions, l'affaiblissement du cerveau et du genre nerveux, le dérangement de la transpiration. L'on verra qu'il n'est aucune maladie chronique qu'on ne puisse déduire de cette triple cause.

Le relâchement dans lequel ces excès jettent, dérange les fonctions de tous les organes, dit un des auteurs qui a le mieux écrit sur la diætétique; et la digestion, la coction, la transpiration, les autres évacuations ne se font plus comme il faut; d'où il résulte une diminution sensible des forces, de la mémoire, et même de l'entendement; un obscurcissement dans la vue, tous les maux de nerfs, toutes les espèces de gouttes ou de rhumatismes,

----

(1) De morb. anim. vener. 17.

une faiblesse étonnante dans le dos, la consomption, la faiblesse des organes de la génération, des urines sanglantes, un dérangement dans l'appétit, des maux de tête et un grand nombre d'autres maladies qu'il est inutile de détailler ici ; en un mot, rien n'abrège tant la vie que l'abus des plaisirs de l'amour (1).

1°. L'estomac est la partie qui se ressent la première de toutes les causes qui affoiblissent, et cela, parce que c'est celle dont les fonctions demandent la plus grande perfection dans l'organe. La plus grande partie des autres sont autant passives qu'actives : l'estomac est presqu'entièrement actif : aussi, dès que ses forces diminuent, ses fonctions se dérangent : vérité d'observation qui, jointe à la suivante et à la variété des impressions premières et souvent fâcheuses, que ce qu'on avale produit sur ce viscère, rend raison de la fréquence, de la bizarrerie et de l'opiniâtreté de ses maladies. Il est de toutes les parties du corps, l'une de celles qui reçoit le plus grand nombre de nerfs, et dans laquelle, par-là même, il se distribue une plus

______

(1) Lyncu gnide to health, p. 306.

grande quantité d'esprits animaux. Ce qui affoiblit l'action des uns et diminue la quantité ou altère la qualité des autres, doit donc diminuer la force de ce viscère plus que d'aucun autre ; et c'est ce qui arrive dans les excès vénériens. L'importance de la fonction à laquelle il est destiné, fait que, dès qu'elle se fait moins bien, toutes les autres s'en ressentent.

Hujus enim validus firmat tenor omnia membra ;
At contra ejus dem franguntur cuncta dolore i.(1)

Dès que les digestions se font imparfaitement, les humeurs prennent un caractère de crudité qui les rend impropres à toutes leurs destinations ; mais qui empêche surtout la nutrition, dont dépend la réparation des forces. Il suffit, pour s'assurer de l'influence générale de l'estomac, d'observer l'état d'une personne qui éprouve une digestion laborieuse : les forces se perdent dans quelques minutes ; un mal-aise général rend la foiblesse plus à charge, les organes des sens s'émoussent, l'âme même n'exerce ses facultés qu'imparfaitement, la mémoire, et surtout l'imagination, paroissent anéanties ; rien ,

---

(1) Q. SERÉNUS SAMM.

en un mot, ne rapproche plus un homme d'esprit d'un sot, qu'une digestion pénible.

Une belle observation, rapportée par *Payva*, Médecin portugais, habitué à Rome, répand un grand jour sur l'affoiblissement prodigieux dans lequel les excès de ce genre jettent l'estomac.

Quand les désirs vénériens, dit-il, sont montés chez les jeunes gens à leur plus haut degré, ils éprouvent une espèce de sensation agréable à l'orifice de l'estomac; mais, s'ils satisfont ces désirs avec trop d'impétuosité et au-delà de leurs forces, ils éprouvent dans ce même endroit une sensation extrémement désagréable et fâcheuse, qu'ils ne peuvent pas exprimer, et ils paient bien chèrement leurs excès par la maigreur, le marasme, etc., dans lesquels ils tombent (1).

____

(1) In tentigine ardentissima juvenum inest quid grati in ore ventriculi, in concubitum si ruant salacissimi, et ultra, vires tentant opus, tunc in ore ventriculi manet illud ingratissimum amarunque quod exprimere nequeunt: pœnas et luunt, et pœnitentia dolent: hinc macies, marasmus, etc. G. R. DE PAYVA, de affectu a trabilario miracbiali, etc. p. 27.

(114)

Aretée avoit déjà connu cette vérité (1), et *Boerhaave* emploie les mêmes expressions que *Payva* : il ajoute que ce sentiment douloureux se dissipe à mesure qu'ils reprennent leurs forces (2) : il confirme la même chose ailleurs, en y joignant une règle de pratique très-utile ; c'est que, quand il survient des accès d'épilepsie après des excès vénériens, il faut penser à fortifier les nerfs de l'estomac (3).

2°. La foiblesse du genre nerveux, qui dispose à tous les accidents paralytiques et spasmodiques, est produite, comme je l'ai déjà dit, par les mouvements convulsifs qui accompagnent l'émission ; en second lieu par le vice des digestions ; dès qu'elles pêchent, les nerfs s'en ressentent d'autant plus, que le fluide qui les pénètre étant le dernier ouvrage de la coction, celui qui la suppose la plus parfaite, quand elle est altérée, il est celui des fluides animaux qui en est le plus sensiblement affecté ; celui sur lequel la crudité des humeurs a le plus

____

(1) De morb. chronic. l. 2, c. 6, stomacus delectationis tristitiæque princeps est.
(2) De morb. nervor. p. 454.
(3) Ibid. pag. 807.

d'influence. Enfin , ce qui augmente cet affoiblissement, c'est l'évacuation d'une humeur analogue aux esprits animaux , et qu'à raison de cette analogie , on ne peut point évacuer sans diminuer la force du genre nerveux , dont les doutes modestes de quelques grands hommes qui n'osent affirmer en physique que ce dont la vérité tombe sous leurs sens , et les objections de quelques Physiologistes subalternes ou systématiques , ne m'empêchent pas d'attribuer la force à ces esprits. D'ailleurs , indépendamment du dommage qui résulte de cette évacuation , relativement a la quantité d'esprits animaux , elle nuit , en ce qu'elle prive les vaisseaux de ce léger aiguillonnement que produit la semence repompée et qui contribue si fort à la coction. Elle nuit donc et en soustrayant une partie d'esprits animaux , ou au moins d'une humeur très-précieuse , et en diminuant la coction , sans laquelle ces esprits ne sont préparés qu'imparfaitement et insuffisamment.

Il y a , entre les maladies de l'estomac et celles des nerfs , un cercle vicieux. Les premières font naître les secondes , et celles-ci une fois formées , contribuent infiniment à les augmenter. Quand l'observation journalière ne le prouveroit pas, la seule inspection anatomique de l'estomac suffiroit pour en convaincre. La quantité de nerfs qui s'y distribuent, démontre combien ils sont nécessaires à ses fonctions, et combien, par-là même, elles doivent être dérangées, quand ils ne sont pas en bon état.

3°. Enfin, la transpiration se fait moins bien. *Sanctorius* a même déterminé la quantité dont elle diminuoit ; et cette évacuation, la plus considérable de toutes, ne peut pas être supprimée qu'il n'en résulte promptement une foule de symptômes différents.

L'on comprend aisément qu'il n'est point de maladies qui ne peuvent être produites par cette triple cause Je n'entrerai pas dans l'explication de tous les symptômes particuliers, ce détail prolongeroit trop ce petit ouvrage, et n'intéresseroit que les Médecins, auxquels il est inutile : l'on peut voir ce qu'en dit *Gorter* (1).

Clifton Wintringham a très-bien détaillé les dangers de cette évacuation relative-

---

(1) De perspirat, c. 17, Parag. 8, 12 et aph.

ment aux goutteux , et son explication
mérite d'être lue (1).

Feu *Gunzius* (2), enlevé à la Médecine
à la fleur de son âge , a donné une explication méchanique très-ingénieuse des
inconvénients de ces excès relativement à
la respiration ; il parle dans cet endroit
d'un homme qui s'étoit attiré par-là une
toux continuelle , symptôme que j'ai vu
chez un jeune homme qui mourut victime
de l'Onanisme. Il étoit venu à Montpellier
pour faire ses études ; ses excès dans cette
infamie le jetèrent dans l'étisie , et je me
rappelle que sa toux était si forte et si
continuelle , que tous ses voisins en étoient
incommodés. On le saigna fréquemment
dans la vue , sans doute , d'abréger ses
souffrances. Une consultation lui ordonna
d'aller prendre les bouillons de tortue chez
lui (il étoit , si je ne me trompe , Dau-
phinois), et lui promit une guérison complète. Il mourut deux heures après.

Ce qu'on comprend le moins aisément ,
ou plutôt ce qu'on ne comprend point du

---

(1). The Works of the late Clifton , Wintrin-
cham , c. 2 ; p. 85 , etc.

(2) Comment, in libr. de humoribus , p. 228.

7.

tout, c'est cet affoiblissement prodigieux des facultés de l'âme. La solution de ce problême tient à la question insoluble pour nous, de l'influence des deux substances l'une sur l'autre ; et nous sommes réduits à l'observation] des phénomènes. Nous ignorons, et la nature de l'esprit, et celle du corps ; mais nous savons que ces deux parties de l'homme sont intimement unies, que tous les changements que l'une éprouve sont ressentis par l'autre : une circulation un peu plus ou moins vîte, un sang un peu plus ou moins épais, quelques onces d'aliments de plus ou de moins, la même quantité d'un aliment plutôt que d'un autre, une tasse de café au lieu d'un peu de vin, un sommeil plus ou moins long ou tranquille, une selle un peu plus ou moins abondante, une transpiration trop forte ou trop foible, changent du tout au tout notre façon de voir et de juger les objets : d'une heure à l'autre, les révolutions de la machine nous font sentir et penser très-différemment, et nous font, à leur gré, de nouveaux principes des vices et des vertus, tant sont vrais les vers du premier Satyrique moderne:

Tout, suivant l'intellect, change d'ordre et de
   rang :

Ainsi c'est la nature et l'humeur des personnes,
Et non la qualité qui rend les choses bonnes.
C'est un mal bien étrange au cerveau des humains (1) .

L'observation nous apprend également
que , de toutes les maladies , il n'y en a
point qui affecte l'âme plus promptement
que celle du genre nerveux; les épileptiques,
qui , au bout de quelques années , tombent
presque ordinairement dans l'imbécillité ,
en fournissent une triste preuve , qui en
même temps nous apprend qu'il n'est point
étonnant si des actes , qui , comme on l'a
dit plus haut , sont toujours légèrement
épileptiques, produisent cet affoiblissement
du cerveau , et par-là même des facultés.

L'affoiblissement du cerveau et du genre
nerveux , est suivi de celui des sens , et
cela est naturel. *Sanctorius , Hoffmann* ,
et quelques autres, ont cherché à expliquer
pourquoi la vue souffroit plus particulièrement ; mais leurs raisons, qui sont vraies,
ne me paroissent pas suffisantes. Les principales, et celles qui sont particulières à cet
organe, sont la multitude des parties qui
composent l'œil, et qui, étant toutes susceptibles de différents vices, le rendent infini-

____

(1) REGNIER, Satyre 5.

ment plus sujet à des dérangements que les autres. Les nerfs, en second lieu, servent ici à plusieurs usages, et sont en très-grand nombre. Enfin, cet afflux d'humeurs sur cette partie pendant le tems de l'acte, afflux dont la sinctillation qu'on aperçoit alors dans les yeux des animaux, forme une preuve sensible, produit dans les vaisseaux d'abord une foiblesse, et ensuite des engorgemens dont la perte de la vue est une suite nécessaire.

Il est aisé actuellement de répondre à la question proposée plus haut : pourquoi les eunuques, qui n'ont point de semence, ne sont-ils pas exposés aux maladies que nous venons de décrire?

Il y en a deux raisons très-suffisantes. La première, c'est que, s'ils ne retirent pas les avantages que produit cette liqueur, quand elle a été préparée et repompée, d'un autre côté, ils ne perdent point cette partie précieuse du sang destinée à devenir semence. Ils n'éprouvent pas ces changemens qui sont dus à la semence préparée, et que j'ai indiqués plus haut; mais ils ne doivent pas non plus être exposés aux maux qui viennent de la privation de cette humeur non préparée. L'on pourroit, si l'on

veut me permettre d'employer les termes
des Métaphysiciens, distinguer la semence
en *semence à faire*, *semen in potentiâ*;
c'est cette partie précieuse des humeurs,
que les testicules séparent : *et semence faite*,
semen in actu. Si la première ne se sépare pas, la machine manque des secours
qu'elle retire de la semence préparée, et
n'éprouve point les changements qui en
dépendent ; mais elle ne s'appauvrit pas ;
elle n'acquiert pas, mais elle ne perd pas ;
on reste dans l'état d'enfance. Quand la
semence se sépare et s'évacue, c'est alors
une privation, un appauvrissement réel.
La seconde raison, c'est que les eunuques
n'éprouvent point ce spasme auquel j'ai
attribué une grande partie des maux qui
suivent ces excès.

Les accidents qu'éprouvent les femmes,
s'expliquent tous comme ceux des hommes.
L'humeur qu'elles perdent étant moins
précieuse, moins travaillée que le sperme
de l'homme, sa perte ne les affoiblit peut-
être pas aussi promptement : mais, quand
elles vont jusqu'à l'excès, le genre nerveux
étant plus foible chez elles, et naturellement plus disposé au spasme, les accidents
sont plus violents. Des excès subits les

jettent dans des accidents analogues à celui d'un jeune homme dont j'ai parlé plus haut, page 37, et j'ai été le témoin d'un triste spectacle en ce genre. En 1746, une fille, âgée de vingt-trois ans, défia six dragons Espagnols, et soutint leurs assauts pendant toute une nuit, dans une maison aux portes de Montpellier. Le matin, on l'apporta en ville, mourante : elle expira le soir, baignée dans son sang, qui ruisseloit de la matrice. Il eût été intéressant de s'assurer si cette hémorragie étoit la suite de quelque blessure, ou si elle ne dépendoit que de la dilatation des vaisseaux, produite par l'action augmentée de cet organe.

SECTION VIII.

Causes de danger particulières à la Masturbation.

L'on a vu plus haut que la masturbation étoit plus pernicieuse que les excès avec les femmes. Ceux qui font intervenir par-

tout une providence particulière, établiront
que la raison en est une volonté spéciale de
Dieu, pour punir ce crime. Persuadé que
les corps ont été astreints, dès leur création,
à des lois qui en régissent nécessairement
tous les mouvements, et dont la divinité ne
change l'économie que dans un petit nombre
de cas réservés ; je ne voudrois avoir recours
aux causes miraculeuses, que quand on
trouve une opposition évidente avec les
causes physiques. Ce n'est point le cas ici :
tout peut très-bien s'expliquer par les lois
de la mécanique du corps, et par celles
de son union avec l'âme. Cette habitude de
recourir aux causes surnaturelles a déjà été
combattue par *Hyppocrate*, qui, en parlant
d'une maladie que les Scythes attribuoient à
une punition particulière de Dieu, fait cette
belle réflexion : *Il est vrai que cette maladie
vient de Dieu; mais elle en vient comme
toutes les autres : elles n'en viennent pas plus
les unes que les autres : parce que toutes
sont une suite des loix de la nature, qui
régit tout* (1).

Sanctorius, dans ses observations, nous
fourrnit une première cause de ce danger

------

(1) De aere, locis et aquis. Foesius, p. 293.

(124)

particulier. *Un coït modéré est utile,
dit-il, quand il est sollicité par la nature :
quand il est facilité par l'imagination, il
affoiblit toutes les facultés de l'âme, et surtout la mémoire* (1). Il est aisé d'expliquer
pourquoi. La nature, dans l'état de santé,
n'inspire des désirs que quand les vésicules
séminales sont remplies d'une quantité de
liqueur qui a acquis un degré d'épaississe-
ment qui en rend la résolution plus difficile ;
et cela dénote que son évacuation n'affoiblira
pas le corps sensiblement. Mais telle est
l'organisation des parties génitales, que leur
action et les désirs qui la suivent sont mis
en jeu, non-seulement par la présence d'une
humeur séminale surabondante, mais que
l'imagination a aussi beaucoup d'influence
sur ces parties ; elle ne peut, en s'occupant
des désirs, les mettre dans cet état qui les
produit ; et le désir conduit à l'acte, qui
est d'autant plus pernicieux qu'il étoit moins
nécessaire. Il en est de l'organe de ce besoin
comme de ceux de tous les autres, qui ne
sont mis en jeu à propos que quand ils le
sont par la nature. La faim et la soif indi-
quent le besoin de prendre des aliments et

____

(1) Sect. 6, aphor. 35.

(125)

de la boisson : si l'on en prend plus que ces
sensations n'en exigent, le surplus nuit au
corps et affoiblit. Le besoin d'aller à la
selle et d'uriner, sont également marqués
par de certaines conditions physiques ; mais
la mauvaise habitude peut si fort pervertir
la constitution des organes, que la nécessité
de ces évacuations cesse d'être dépendante
de la quantité des matières à évacuer. L'on
s'assujettit à des besoins sans besoin ; et tel
est le cas des masturbateurs. C'est l'imagination, l'habitude, et non pas la nature, qui les
sollicitent. Ils soustraient à la nature ce qui
lui est nécessaire, et ce dont par là même,
elle se gardoit bien de se défaire. Enfin,
en conséquence de cette loi de l'économie animale, que les humeurs se portent
là où il y a une irritation, il se fait au bout
d'un certain temps un afflux continuel d'humeurs sur ces parties ; il arrive ce qu'*Hyppocrate* avoit déjà observé : *quand un homme
exerce le coït, les veines séminales se dilatent et attirent la semence* (1).

On peut remarquer ici que l'Onanisme
a un danger particulier pour les enfants,
avant le temps de la puberté : il n'est pas

____

(1) De naturâ pueri, text. 22, FOES, p. 242.

commun ; heureusement , de trouver des monstres de l'un et de l'autre sexe qui en abusent avant cette époque ; mais il ne l'est que trop , qu'ils en abusent d'eux-mêmes : un grand nombre de circonstances les éloigne d'un commerce débauché ou le modère ; une débauche solitaire ne trouve point d'obstacle et n'a point de bornes.

Une seconde cause , c'est l'empire que cette manœuvre odieuse prend sur les sens et qui est bien peint dans *l'Onania Anglais*. *Cette impudicité , dit-il , n'a pas plutôt subjugué le cœur , qu'elle poursuit le criminel partout ; elle s'en saisit , l'occupe en tout temps et en tout lieu : au milieu des occupations les plus sérieuses , des actes de religion même , il est en proie aux désirs et aux idées lascives qui ne l'abandonnent jamais* (1).

Rien n'affoiblit autant que cette tension continuelle de l'esprit , toujours occupé du

---

(1) Pag. 17. L'on trouve un très-beau morceau sur la force et les dangers des habitudes voluptueuses , dans le nouveau Traité de M. Pujati , Professeur à Padoue , et célèbre dès long-temps par d'excellents ouvrages. De vicu febricialutium , p. 60.

même objet. Le masturbateur, uniquement
livré à ses méditations ordurières, éprouve
à cet égard les mêmes maux que l'homme
de lettres qui fixe les siennes sur une seule
question : et il est rare que cet excès ne nuise
pas. Cette partie du cerveau, qui se trouve
alors en action, fait un effort qu'on pourroit
comparer à celui d'un muscle long-temps
et fortement tendu ; il en résulte, ou une
telle mobilité qu'on ne peut plus arrêter
le jeu de cette partie, ni par-là même détourner l'âme de cette idée ; c'est bien le
cas des masturbateurs, ou une incapacité
d'action. Epuisés enfin par une fatigue
continuelle, ces malades tombent dans toutes
les maladies du cerveau, mélancolies, ca-
talepsie, épilepsie, imbécillité, perte des
sens, foiblesse du genre nerveux, et une
foule de maux semblables (1). Cette cause
fait un tort infini à plusieurs jeunes gens,
en ce que, lors même que leurs facultés ne
sont pas encore éteintes, l'usage en est per-
verti. Quelle que soit la vocation à laquelle
ils se vouent, on ne réussit à rien sans un
degré d'attention, dont cette habitude per-

____

(1) Voyez GAUBII. Institutiones pathologicæ
Parag. 529.

nicieuse les rend incapables. Parmi ceux mêmes qui ne se vouent à rien (cette classe n'est que trop nombreuse), il en est qui n'y sont pas propres ; un air de distraction, d'embarras, d'étourdissement, n'en fait que des oisifs déplaisants. Je pourrois en citer, que cette incapacité de se fixer, jointe à la diminution des facultés, a mis hors d'état d'être jamais rien dans la société. Triste état qui met l'homme au-dessous de la brute, et qui le rend, à juste titre, l'objet du mépris, plus encore que de la pitié de ses semblables.

De ces deux premières causes, il en résulte nécessairement une troisième ; la fréquence des mêmes actes ; l'âme et le corps concourent, dès qu'une fois l'habitude a pris un peu de force, pour solliciter à ce crime. L'âme, obsédée par les pensées immondes, excite les mouvements lascifs ; et, si elle est distraite quelques moments par d'autres idées, les humeurs âcres, qui irritent les organes de la génération, la rappellent bientôt au bourbier. Que ces vérités d'observation seroient propres à arrêter les jeunes gens, s'ils pouvoient prévoir qu'ici un premier faux pas en entraîne un autre ; qu'ils sont presque maîtrisés par la tentation ; qu'à mesure que

les motifs de séduction augmentent, la raison, qui devroit les contenir, s'affoiblira,
et qu'enfin ils se trouveront en peu de
temps, plongés dans une mer de misère,
sans avoir peut-être un bout de planche
pour les aider à s'en tirer! Si quelquefois
les infirmités commençantes leur donnent
de forts avis, si le danger les effraie pour
quelques moments, la fureur les replonge.
L'on peut bien dire:

Virtutem videant, intabescantque relictâ. PERS.

Cependant le danger est proche, et le
temps opportun de l'amendement est court.

..... Cinis et manes et fabula fies.
Vive memor lethi, fugit hora, hoc quod loquor
inde est. PERS.

Pendant que j'étudiois en philosophie à
Genève, temps dont le souvenir me sera
cher le reste de mes jours, un de mes
condisciples étoit venu à cet état horrible,
qu'il n'étoit pas le maître de s'abstenir de
ces abominations, même pendant le temps
des leçons : il n'attendit pas long-temps
son châtiment, et il périt misérablement
de consomption, au bout de deux ans. On
trouve un fait semblable dans l'*Onania* (1).

______

(1) Page 129.

L'ingénieux auteur qui à fourni l'extrait de l'édition latine de cet Ouvrage, dans l'excellent Journal latin qui paroissoit à Berne il y a quatre ans, raconte, à propos de cette observation, que tout un Collége trompoit quelquefois par cette manœuvre, l'ennui, et cherchoit à éviter un sommeil que leur inspiroient les leçons d'une métaphysique scholastique, qu'un très-vieux Professeur leur faisoit en dormant (1); mais cette historiette me paroît moins prouver ce que j'avance, que l'horrible dissolution dans laquelle les jeunes gens peuvent tomber

Le même auteur vient de faire imprimer, dans un Ouvrage que je n'ai pas l'avantage de pouvoir lire, mais qu'un excellent juge met à côté des meilleures productions de ce siècle, ce qui suit. On a découvert, il y a quelques années, dans une ville, qu'une société entière de garnements de quatorze à quinze ans, s'étoit réunie pour la pratique de ce vice, et toute une école en est encore infectée (2).

____

(1) Excerptum totius Italicæ et Helveticæ litteraturæ pro ann. 1759, t. 1, p. 93.
(2) De l'Expérience, en allemand, par M. Zim-

La santé d'un jeune Prince se perdoit journellement, sans qu'on pût en découvrir la cause. Son chirurgien le soupçonna, l'épia, et le surprit en flagrant délit. Il avoua qu'un de ses valets-de-chambre l'avoit instruit, et qu'il étoit retombé souvent. L'habitude étoit si forte, que les considérations les plus pressantes, présentées avec force, ne purent pas la déraciner. Le mal alloit en empirant ; ses forces se perdoient journellement, et on ne put le sauver qu'en le faisant garder à vue jour et nuit, pendant plus de huit mois.

Un malade me peignoit vivement les difficultés de la victoire, dans une de ses lettres. » Il faut bien des efforts, *ce sont ses* » *termes*, pour vaincre l'habitude qui nous » est rappelée à chaque instant. Je vous » l'avoue en rougissant, la vue d'un objet » féminin, quel qu'il soit, fait naître chez » moi des désirs. Je n'ai pas même besoin » de ce secours ; ma sale âme n'est que trop » portée à me représenter sans cesse des

---

MERMANN, t. 2, pag. 400. Je tire ce fragment de ceux que son amitié pour moi l'a engagé à traduire en ma faveur ; presque tous les autres orneront un Ouvrage qui ne tardera pas à suivre celui-ci.

» objets de concupiscence. Cette passion ne
» s'allume plus chez moi : il est vrai que je
» me rappelle en même-temps tous vos
» avis: je combats ; mais ce combat même
» m'épuise. Si vous pouviez trouver les
» moyens de détourner mes pensées de cet
» objet , je crois que ma guérison seroit bien
» proche. »

L'on a déjà vu dans l'extrait de l'*Onania*,
que la réitération fréquente avoit produit
la fureur utérine chez une femme. L'habitude de n'être occupé que d'une idée , rend
incapable d'en avoir d'autres ; elle prend
l'empire , et règne despotiquement : des organes sans cesse irrités , contractent une disposition morbifique , qui devient un aiguillon toujours présent , indépendant de toute
cause externe. Il y a des maladies des parties
urinaires , qui donnent une envie continuelle d'uriner ; l'irritation réitérée des organes
de la génération , y produit une maladie
analogue. Il n'est point étonnant si le concours de ces deux causes , morale et physique , réunies , jette dans cette horrible maladie Que cette idée est propre à effrayer
salutairement les personnes chez lesquelles
il y a encore quelques vestiges de raison et
de pudeur !

Une quatrième cause de l'épuisement des masturbateurs, c'est qu'indépendamment même des émissions de semence, la fréquence des érections, quoiqu'imparfaites, dont ils se plaignent, les épuise considérablement. Toute partie qui est dans un état de tension, produit une dépense de forces, et ils n'en ont point à perdre; les esprits s'y portent en plus grande abondance; ils se dissipent, ce qui affoiblit; ils manquent aux autres fonctions, qui, par-là même se font imparfaitement; le concours de ces deux causes a les suites les plus dangereuses. Un autre accident auquel cette quatrième cause rend les masturbateurs plus sujets, c'est une espèce de paralysie des organes de la génération d'où naissent l'impuissance, par le défaut d'érection, et la gonorrhée simple, parce que les parties relâchées laissent échapper la véritable semence, à mesure qu'elle arrive, et suinter continuellement l'humeur que séparent les prostates; et qu'enfin toute la membrane intérieure de l'urètre acquiert une disposition catarrheuse, qui la dispose à fournir un écoulement de même nature que celle des pertes blanches des femmes : disposition, pour le dire en passant, moins rare qu'on ne pense, qui n'est point bornée à la membrane qui revêt les narines, la gorge, le poumon, mais qui attaque souvent tous les viscères creux, qu'on méconnoît, parce qu'on ne la soupçonne pas, et qu'on traite mal, parce qu'on la méconnoît. Il seroit aisé de trouver, dans les Observateurs, des exemples de cette maladie traitée pour une autre.

Un habile chirurgien me parloit un jour d'un homme qui, livré par une espèce de goût singulier, aux Vénus de plus bas étage, ne les connoissant guère que dans les coins des rues, et debout, tomba dans l'épuisement accompagné de maux de reins les plus cruels, et d'une atrophie ou dessé-chement des cuisses et des jambes, joint à une paralysie de ces parties, qui paroissoit être une suite de l'attitude dans laquelle il s'étoit livré à ses sales voluptés. Il mourut, après avoir gardé six mois le lit, dans un état également propre à inspirer la pitié et l'effroi. Cette observation ne fournit-elle pas une cinquième cause des dangers or-dinairement particuliers à la masturbation ? Quand on perd ses forces par deux moyens à la fois, l'affoiblissement augmente bien considérablement. Une personne qui est debout ou assise a besoin, pour se maintenir

dans ces situations, surtout dans la première,
de faire agir un grand nombre de muscles ;
et cette action dissipe les esprits animaux.
Les personnes foibles, qui ne peuvent pas
se tenir un instant debout sans éprouver
une foiblesse ; les malades, qui ne peuvent
pas être assis sans éprouver le même accident, le prouvent bien évidemment. Pour
être couché ou étendu, il ne faut point cet
emploi de force. L'on sent par-là même
que le même acte, dans les unes ou dans
les autres de ces attitudes, produira bien
plus d'affoiblissement dans les premiers que
dans le dernier cas ; et *Sanctorius* avoit
déjà indiqué le danger de cette attitude :
*usus coïtus stando, lœdit ; nam masculos
et eorum utilem perspirationem diminuit.*

D'autres observations, bien constatées,
fournissent une sixième cause, qui paroîtra
peut-être bien foible, mais que des physiciens éclairés ne croiront pas volontiers
nulle. Tous les corps vivants transpirent ;
il s'exhale à chaque instant, par la moitié
peut-être des pores de notre peau, une
humeur extrêmement ténue, et qui est
beaucoup plus considérable que toutes nos
autres évacuations. Dans le même temps
une autre espèce de pores admet une partie

des fluides qui nous environnent, et les portent dans nos vaisseaux. Ce sont *des torrens invisibles*, pour me servir de l'heureuse expression de *Senac*, qui sortent de notre corps, et qui y entrent (1). Il est démontré que dans quelques cas cette inspiration est très-considérable. Les personnes fortes expirent plus ; les foibles qui n'ont presque point d'atmosphère propre, inspirent davantage ; et cette partie expirée, ou cette transpiration des personnes bien portantes, contient quelque chose de nourricier et de fortifiant, qui, inspiré par une autre, contribue à lui donner de la vigueur. Ce sont ces observations qui expliquent comment la jeune fille qui couchoit avec David lui donnoit des forces ; comment cette même tantative a réussi à d'autres

-----

(1) L'on peut voir la démonstration de cette vérité dans l'endroit que je cite, l. 362, parag. 7, du Traité du Cœur ; ouvrage qui n'auroit rien laissé à désirer, si son illustre Auteur, en annonçant une seconde édition, ne nous avoit pas appris qu'il pouvoit le rendre encore meilleur. Un grand homme peut se surpasser lui-même, et voir un point de perfection que les autres ne désirent même pas.

vieillards, à qui on l'a conseillé; pourquoi cela affoiblit la jeune personne, qui perd sans rien recevoir, ou plutôt qui reçoit des exhalaisons foibles, corrompues, putrides, qui lui nuisent. L'on transpire plus dans le temps du coït que dans un autre, parce que la force de la circulation est augmentée. Cette transpiration est peut-être plus active, plus spiritueuse que dans tout autre temps; c'est une perte réelle que l'on fait, et qui a lieu, de quelque façon que se fasse l'émission de la semence, puisqu'elle dépend de l'agitation qui l'accompagne. Dans le coït, elle est réciproque, et alors l'un inspire ce que l'autre expire. Cet échange est mis hors de doute par des observations sûres. J'ai vu, il n'y a pas long-temps, un homme qui n'avoit aucune gonorrhée, ni aucun symptôme vérolique cutané, donner la maladie vénérienne à une femme, qui, dans le même instant, lui rendit la galle en échange. L'un dans ce cas, compense les pertes de l'autre. Dans celui de la masturbation, le masturbateur perd et ne recouvre rien.

En observant l'effet des passions, on découvre une septième différence entre ceux qui se livrent aux femmes et les masturba-

teurs ; différence qui est toute au désavan-
tage de ces derniers. La joie, qui tient à
l'âme, et qu'il faut bien distinguer de cette
volupté purement corporelle que l'homme
partage avec l'animal, et dont elle diffère
du tout au tout, cette joie, dis-je, aide les
digestions, anime la circulation, favorise
toutes les fonctions, rétablit les forces, les
soutient. Si elle se trouve réunie avec les
plaisirs de l'amour, elle contribue à réparer
ce qu'ils peuvent ôter de force, et l'observation le prouve. *Sanctorius* l'a remarqué.
Après un coït excessif, dit-il, *avec une
femme qu'on aimoit et qu'on désiroit, l'on
n'éprouve pas la lassitude qui devroit être
la suite de cet excès, parce que la joie que
l'âme éprouve, augmente la force du cœur,
favorise les fonctions, et répare ce qu'on
a perdu.* C'est sur ce principe que *Venette*,
dans l'ouvrage dans lequel on trouve un bon
chapitre sur le danger des plaisirs de l'a-
mour poussés à l'excès, établit que l'u-
nion avec une belle femme épuise moins
qu'avec une laide. *La beauté a des charmes qui dilatent notre cœur, et qui en
multiplient les esprits. Il faut croire, avec
Saint Chrysostôme, que, s'excitant contre les loix de la nature, le crime est*

beaucoup plus grand de ce côté-là que de l'autre. Et peut-on douter que la nature n'ait attaché plus de joie aux plaisirs procurés par les moyens qui sont dans ses voies, qu'à ceux qui y répugnent ?

Une huitième et dernière cause qui augmente les dangers de la masturbation, c'est l'horreur des regrets dont elle doit être suivie, quand les maux ont dessillé les yeux sur le crime et sur ses dangers.

Loin des plaisirs que le remords doit suivre..

Miseri quorum gaudia crimen habent.

Et s'il en est qui soient dans ce cas, ce sont les masturbateurs. Quand le voile est tombé, le tableau de leur conduite se présente sous les faces les plus hideuses ; ils se trouvent coupables d'un crime dont la Justice divine ne voulut pas surseoir la punition, et qu'elle punit sur le champ de mort, d'un crime réputé très-grand crime par les païens même :

Hoc nihil esse putas : scelus est, mihi crede, sed ingens
Quatum vix animo concipis ipse tuo. MART.

La honte qui les suit augmente infiniment leur misère. Tel est le degré de débordement dans quelques endroits, que les débauches avec les femmes n'y sont presque regardées que comme un usage ; les plus coupables sur cet article n'en font pas mystère , et ne se doutent pas même qu'ils puissent en être plus méprisés. Quel est le masturbateur qui ose avouer son infamie ? Et cette nécessité de s'envelopper des ombres du mystère , ne doit-elle pas être à ses propres yeux une preuve du crime de ces actes ! Combien n'en est-il pas qui ont péri pour n'avoir jamais osé révéler la cause de leurs maux ? On lit dans plusieurs lettres de l'Onania: *J'aimerois mieux mourir que de paroître devant vous après un tel aveu.* L'on est , en effet , et l'on doit être infiniment plus porté à excuser celui qui , séduit par ce penchant que la nature a gravé dans tous les cœurs , dont elle se sert pour conserver l'espèce , n'a de tort que celui de ne pas s'arrêter au point limité par la loi ou par la santé: c'est un homme emporté par la passion qui s'oublie ; l'on est bien plus porté à le justifier que celui qui pêche en violant toutes les lois, en renversant tous les sentiments , toutes les vues de la nature. Sentant combien il devroit être en horreur à la société, s'il en étoit connu, cette idée doit le bourreler sans cesse. *Il me semble,* me marquoit un de ces criminels , dans la même lettre dont j'ai cité un fragment plus haut, *que chacun lit sur mon visage l'infâme cause de mon mal: et cette idée me rend la compagnie insoutenable.* Ils tombent dans la tristesse et dans le désespoir : on en a vu des exemples dans la quatrième section de cet Ouvrage ; et ils éprouvent tous les maux qu'entraîne une tristesse soutenue, sans avoir, ce qui est affreux pour un criminel, aucun prétexte de justification, aucun motif de consolation. Et quels sont ces effets de la tristesse ? le relâchement des fibres, le ralentissement de la circulation, l'imperfection des digestions, le manque de nutrition, les obstructions occasionnées par ces resserrements, qui paroissent être l'effet le plus particulier de la tristesse ; ces épanchements d'humeurs qui sont une suite des resserrements : *les couloirs du foie se ferment,* dit de Senac, *et la bile se répand partout le corps ;* les spasmes, les convulsions, les paralysies, les douleurs, l'augmentation de l'angoisse à l'infini ; tous les accidents qui peuvent être une suite de ceux-ci.

Il est inutile de m'étendre davantage sur les dangers particuliers à la masturbation ; ils ne sont que trop réels et trop démontrés : je passe aux moyens de guérison.

ARTICLE III.

LA CURATION.

SECTION IX.

Moyens de Guérison proposés par les autres Médecins.

Il y a quelques maladies dans lesquelles on est presque sûr du succès des remèdes. Celles qui sont les suites des épuisements vénériens, et, à plus forte raison, de la masturbation, n'entrent pas dans cette classe ; et le pronostic qu'on peut en faire, quand elles sont parvenues à un certain degré, n'a rien que d'effrayant. *Hyppocrate* a annoncé la mort. *C'est une misérable maladie*, dit Boerhaave : *je l'ai vue souvent, je n'ai ja-*

(143)

mais pu la guérir (1). *Van Svieten* traita sans succès, pendant trois ans, le malade dont il parle. J'ai vu mourir misérablement de cette maladie. Il y a d'autres malades que je n'ai pas même pu soulager. Cependant ces exemples ne doivent pas décourager: l'on en a de plus heureux. Il s'en trouve dans la collection de l'Onania, dans les observations des Médecins: ma propre pratique m'en a fourni quelques-uns.

Dans le même endroit où *Hyppocrate* donne la description de la maladie, telle que je l'ai rapportée plus haut, il indique la curation. « Quand le malade se
» trouve dans cet état, dit-il, faites - lui
» des fomentations par tout le corps;
» ensuite donnez-lui un remède qui le fasse
» vomir, après cela un autre qui purge la
» tête, ensuite un qui purge par en bas.
» Il faut entreprendre cette cure, surtout
» au printemps. Après les purgatifs, l'on
» donne le petit lait, ou le lait d'ânesse ;
» après cela, le lait de vache pendant qua-
» rante jours. Pendant qu'il boira le lait,
» il ne mangera point de viande, et on lui
» donnera le soir une bouillie de froment.

____

(1) Leçons sur les Instituts, parag. 776.

» Après avoir fini l'usage du lait, on le
» nourrira des viandes les plus tendres, en
» commençant par une petite quantité, et
» on le rengraissera par ce moyen. Il évi-
» tera pendant un an toute débauche, tout
» exercice vénérien, et tout autre exercice
» immodéré ; il se bornera à des promena-
» des, dans lesquelles il évitera le froid et
» le soleil. »

L'on voit qu'*Hyppocrate* commence la
cure par un vomitif et par une purgation :
son autorité pourroit faire loi ; et cette loi,
dans le plus grand nombre des cas, seroit
nuisible : il est aisé de se retirer de cet embarras, en remarquant qu'il n'ordonne la
purgation que dans la vue de détourner la
fluxion qu'il supposoit se jeter de la tête sur
l'épine du dos, et que, dans un autre endroit, il met ceux qui sont malades après
des excès vénériens, dans le catalogue des
personnes auxquelles ils ne faut donner au-
cuns purgatifs, *parce que non-seulement ils
ne peuvent leur faire aucun bien , mais
qu'au contraire ils peuvent leur faire du
mal* (1). Ainsi, c'est cette dernière règle

____

(1) De ratione victûs in morbis acutis, Foës.
Pages 405, 406.

qui doit être regardée comme générale ; la première forme une exception même qui paroît fondée sur une théorie dont l'erreur est reconnue aujourd'hui , et qui ne doit , par-là même , avoir aucune force.

On trouve dans la dissertation d'*Hoff-mann*, que j'ai déjà souvent citée , deux observations qui doivent rendre très-circonspect sur l'usage de l'émétique ; je les rapporterai l'une et l'autre. Un homme de cinquante ans , s'étant livré pendant long-temps à des excès en femmes , tomba dans la langueur , la maigreur , la consomption ; sa vue diminua insensiblement ; enfin, il ne voyoit les objets que comme à travers un nuage : ce fut à cette époque qu'il prit un émétique , pour prévenir la fièvre qu'il craignoit , après un long usage de viande de cochon fumée : le remède lui fit enfler la tête , et le rendit totalement aveugle. Une prostituée publique, qui éprouvoit un obscurcissement dans la vue , toutes les fois qu'elle avoit commerce avec un homme , ayant pris un émétique , perdit entièrement la vue (1).

Bœrhaave paroît avoit voulu indiquer les difficultés de la guérison plutôt que les

____

(1) De morbis à nimiâ vener. 8, 24 et 26.

moyens de l'obtenir. «Il y a peu d'espérance
» de guérison ; le lait passe trop facilement,
» l'exercice à cheval ne fait aucun bien à
» ces sortes de malades , et ils se plaignent
» que ces remèdes les affoiblissent : effecti—
» vement , l'exercice rend dans l'erreur de
» leurs songes , l'écoulement de la semence
» plus abondant , et leur ôte en même temps
» leurs forces. Lorsque le jour reparoît, ils
» ne quittent leur lit que baignés de sueur
» et affoiblis par le sommeil même ; ils ne
» peuvent supporter les aromatiques, dont
» les effets sont aussi dangereux. Les seules
» ressources, dans ce cas, sont les bons
» aliments, un exercice modéré du corps,
» les bains de pieds et les frictions faites
» avec précaution (1). »

Parmi les consultations de ce grand
homme, que M. *de Haller* a ajoutées à
l'édition qu'il en a procurée, il y en a une
pour un homme qui s'étoit rendu tout-à-
fait inepte aux plaisirs de l'amour. «Un
» homme de trente ans s'est si fort affoi-
» bli les organes de la génération, que le
» sperme s'écoule toutes les fois qu'il a
» quelque commencement d'érection ; car

____

(1) Instit. de Med. t. 7, p. 215.

» elle n'est jamais complète (1), et la se-
» mence n'est point lancée avec force, mais
» elle s'écoule goutte à goutte, ce qui le
» rend impuissant ; il a la mémoire, l'es-
» tomac, les reins et les jambes totale-
» ment affoiblis. »

Bœrhaave répondit : « Ces maladies sont
» toujours extrêmement difficiles à guérir ;
» elles ne se déclarent presque jamais que
» lorsque le corps affoibli fait que les re-
» mèdes restent sans effet. On peut essayer
» ce que produiront les suivants : 1°. un
» régime sec et léger, composé d'oiseaux,
» de viande de bœuf, de mouton, de
» veau, de chevreau, rôtie plutôt que
» bouillie ; d'une petite quantité de bierre
» excellente, de peu de vin, mais d'un
» vin très-fortifiant. 2°. Beaucoup d'exer-
» cice, augmenté peu à peu jusqu'au com-
» mencement de lassitude, et toujours à
» jeun. 3°. Des frictions avec une flanelle
» parfumée de la fumée d'encens, sur les

---

(1) Ce symptôme est très-fréquent parmi les
personnes qui se sont épuisées, et il contribue à
entretenir l'épuisement ; la plus petite tentation
produit un commencement d'érection, qui est suivie d'un écoulement.

» reins, le bas-ventre, le pubis, les aines,
» les bourses, faites régulièrement le soir
» et le matin. 4°. Il faut prendre de deux
» en deux heures, pendant le jour, une
» demi-dragme de l'opiat suivant.

» R. *Terræ japon. dr. IV. opopanac.*
» *dr. V. cort. peruv. dr. VI. cons. rosat.*
» *rubr. unc. I. oliban. dr. II. succ. acac.*
» *unc ss syrup. Kerm. q. s. f. l. a. cond.*

» Et l'on boira par-dessus demi-once
» du vin médicinal.

» R. *Rad. caryophyll. mont. Pœn. mar.*
» *aa. unc. 2. cort. rad. cappar. tamarisc.*
» *aa. unc. 2. ss. lig. agalloch. veri unc. 2.*
» *vin. gall. alb. libr. VI. f. l. a. vin. med.*»

J'espère, ajoutoit *Bœrhaave*, que le malade sera guéri, après en avoir fait usage deux mois. Mais il ne voulut point s'en servir, et il mourut au bout de quelques semaines, d'une dyssenterie maligne. Quel eût été l'effet du remède ? C'est ce qu'on ne peut deviner. *Zimmermann* m'a écrit qu'il en avoit fait faire usage à un malade, pendant deux mois, sans aucun succès.

Hoffmann indique les précautions qu'il faut prendre et les moyens qu'il faut employer. «Il faut éviter tous les remèdes » qui ne conviennent pas aux personnes

(149)

» foibles et qui peuvent affoiblir un corps
» déjà énervé : tels sont tous les astrin-
» gents, ceux qui sont trop rafraîchis-
» sants, les saturnins, les nitreux, les acides,
» et surtout les narcotiques ; ils nuisent
» tous dans le cas de cette espèce, et mal-
» heureusement on ne laisse pas que d'en
» faire souvent usage.

» Le but qu'on doit se proposer, c'est
» de rétablir les forces et de rendre aux
» fibres le ton qu'elles ont perdu. Les re-
» mèdes chauds, volatils, aromatiques,
» ceux qui ont une odeur forte et agréa-
» ble, ne conviennent pas ici ; il ne faut
» que des aliments doux, et propres à
» réparer cette substance nutritive, géla-
» tineuse, que les évacuations immodérées
» ont détruites : tels sont les bouillons forts
» de bœuf, de veau, de chapon, avec
» un peu de vin, de suc, de citron, de
» sel, de noix muscade, et de clous de
» girofle. On joint avec succès à cet usage
» celui des remèdes qui favorisent la trans-
» piration, et qui raniment le ton lan-
» guissant des fibres. »

Dans une autre consultation, pour un
masturbateur, il ordonnoit de prendre tous
les matins une mesure de lait d'ânesse, coupé avec un tiers d'eau de *Selter*.

(150)

Il seroit inutile de citer les préceptes ou les observations d'autres auteurs. Je me contenterai de raporter un cas très-utile, tel qu'il se trouve dans une thèse de *Wesz-prime*, qui renferme quatorze observations toutes intéressantes (1).

W. Conybeare, âgé de trente ans, avoit depuis six ans la vue si obscurcie, sans aucun vice apparent dans l'œil, qu'il voyoit tous les objets comme à travers d'un nuage épais. Il avoit été successivement dans les trois hôpitaux les plus célèbres de Londres, *Saint-Thomas*, *Saint-Barthelemy* et *Saint-Georges*: enfin il y a deux ans qu'il se rendit dans le nôtre. Partout, après les autres

---

(1) C'est la septième observation. Cette thèse, bien digne d'être lue, se trouve, avec un très-grand nombre d'autres petits Ouvrages presque tous excellents, et introuvables partout ailleurs, dans la belle collection de thèses-pratiques, que M. HALLER, qui désire l'avancement de la Médecine avec autant de zèle que de discernement, s'est donné la peine de publier sous ce titre: « Disputationes ad » morborum historiam et curationem facientes. Lausann, 1758. » Le nom de l'Editeur est le garant du mérite de l'ouvrage, qui va devenir une des bases des bibliothèques de pratique. La pièce que je cite est « Stephani Weszprimy observation-« nes medicæ, Trajecti, 1756. » Voy. t. 6, p. 804.

remèdes, on avoit essayé si la salivation mercurielle pourroit le guérir de cette espèce de goutte sereine. Les médecins étoient lassés et le malade entièrement découragé. L'interrogeant en particulier, et avec beaucoup de soin sur sa maladie, il me dit que, de temps en temps, il se sentoit mal tout le long de l'épine du dos, surtout quand il se courboit pour prendre quelque chose ; que ses jambes étoient si foibles, qu'il pouvoit à peine être debout une minute sans s'appuyer, autrement les jambes lui trembloient, et il avoit un vertige et un éblouissement, que sa mémoire étoit si fort affoiblie, que quelquefois il paroissoit stupide ; et je vis moi-même qu'il étoit extrêmement décharné. Tout cela me fit soupçonner que la perte de la vue pourroit bien n'être qu'un symptôme d'une maladie plus fâcheuse, et que le malade étoit attaqué d'une véritable consomption dorsale.

Je le sollicitai vivement à m'avouer s'il ne s'étoit jamais souillé de l'abominable crime d'Onan, qui détruit entièrement les parties balsamiques du fluide nerveux. Après bien des délais, il l'avoua en rougissant. Je lui ordonnai de prendre le soir deux pilules mercurielles, dont chacune contenoit six grains de mercure doux , et le lendemain une once de sel purgatif , et de réitérer quatre fois dans quinze jours. Au bout de ce terme , je le fis vivre , suivant l'ordonnance d'*Hyppocrate* , dans un cas semblable , uniquement de laitage pendant quarante jours. Dans le même temps , il se faisoit frotter deux ou trois fois par semaine , en se couchant. A la fin de cette cure , il revint de la campagne en beaucoup meilleur état que quand il étoit parti. Je lui conseillai ensuite le bain froid , pendant trois semaines ; il le prenoit à jeun , à huit heures du matin , de deux jours l'un. Pendant deux mois , il prit deux fois par jour l'électuaire minéral et le julep volatil , auxquels il joignoit les frictions et les bains de pieds. Ces secours rétablirent si bien sa santé , qu'il vouloit reprendre l'exercice de sa profession , qui étoit la boulangerie ; mais je lui conseillai de se vouer à quelqu'autre , craignant que l'inspiration de la farine qui s'élève en pétrissant , ne formât , dans un estomac et dans une poitrine encore foibles , une colle , dont les effets auroient pu être dangereux.

M. *Stehelin* soulagea le malade dont j'ai parlé , *sect.* 2 , pag. 20 , par des bains fortifiants, la teinture de mars de Ludovic, et des bouillons apéritifs.

Les principaux remèdes de l'*Onania*, sont des secrets qu'il s'est réservé. L'on voit en général, et cette observation est importante, qu'il n'employcit aucun évacuant, et que les roborants seuls en étoient la base sous le nom de teinture fortifiante, *the strentheming tineture*, et de poudre prolifique, *the prolific prowder*. Ils gissent sans que les actions produisent aucun effet sensible ; mais ce sont les termes de l'auteur, ils *enrichissent*, ils *fortifient*, ils *nourrissent* les parties génitales de l'un et de l'autre sexe; ils leur donnent une nouvelle force, ils favorisent la génération de la semence, ils relèvent puissamment les forces d'une nature accablée (1); en un mot, comme tous les secrets, ils opèrent tout ce qu'on leur demande. Il y a un troisième remède inconnu, sous le nom de potion restaurante, qui agit aussi très-efficacement ; et, en effet, si l'on doit ajouter foi à tous les témoignages qui déposent en faveur de ce remèdes, ils ont sans doute beaucoup de vertu. Outre ces

____

(1) Onania, p. 177.

9.

trois *arcanes*, il donne quelques formules ; l'une est une potion composée d'ambre, d'aromates et de quelques autres remèdes de la même classe : une seconde est un liniment composé d'huiles essentielles, de baumes, de teintures âcres ; l'une et l'autre de ces compositions me paroissent trop stimulantes ; et, comme elles n'ont pour elles aucune expérience, j'en omets la description : il en indique deux autres qui paroissent plus convenables.

Décoction.

R. Flor. ficcat. lamii (1) mpl VI. radic. cyper. et galang. aa, unc. II. rad. bistort. unc. I. rad. osmund. regal. unc. II. flor. ros. rubr. mpl. IV. Ichthyocoll. unc. III.

Scissa tuf. mixt. cum aquæ quart VIII. ad quartæ part. evaporat. coquant. pour en prendre tous les jours un quart (2).

(1) Il ne désigne point l'espèce : ce ne peut être que le lamium albumvhtre archangel, ou le lamium masculatum.

(2) Le quart anglois est la même mesure que la pinte de Paris.

Injection.

*R. Saccari Saturni vitriol. alb. alum.
rup. aa. dr. 2 aq. chalyp. fabror. pint.
2. ss. per dies decem igne arenœ digeran-
tur, add. spir. vin. camphr. cochl. III.*

On trouvera de très-sages vues, appli-
cables à la maladie dont je traite, dans un
livre qui vient de paroître, intitulé : *Pré-
cis de Médecine pratique*, par M. LIEU-
TAUD, Médecin des enfants de France, qui,
après s'être fait un nom distingué parmi
les anatomistes et les physiologistes, vient
de s'assurer, par cet ouvrage, un des
premiers rangs parmi les praticiens. Les
chapitres relatifs à la consomption dorsale,
sont ceux qui ont pour titre : *Calor mor-
busus*, chaleur morbifique ; maladie, pour
le dire en passant, très-fréquente, dont
personne n'avoit parlé, que l'on traite
souvent très-mal, comme je m'en suis plaint
ailleurs, et dont M. *Lieutaud* a développé
le premier les symptômes, la nature et le
traitement ; *vires exhaustæ*, l'épuisement,
et *anæmia*, qu'on peut traduire *le manque
de sang*, chapitre très-intéressant, qui est
tout entier à l'auteur.

Lewis, dont je n'avois jamais pu me

procurer l'ouvrage avant l'impression de
la première édition du mien, est celui de
tous qui s'est le plus étendu sur la cure.
J'ai eu le plaisir de voir que nous étions
parfaitement dans les mêmes idées, et que
nous employions les mêmes remèdes, surtout le kina et les bains froids, conformité
qui me paroît prouver en faveur de la méthode que nous avons suivie l'un et l'autre.
Je ne rapporterai ici que les deux aphoris-
mes qui renferment la substance de sa doctrine ; je me servirai de quelques passages
de l'explication, qu'il y ajoute pour con-
firmer, dans la Section suivante, ma propre pratique.

« La cure de cette maladie, dit cet ha-
» bile Médecin, dépend de deux articles ;
» ce qu'il faut éviter et ce qu'il faut faire :
» et les remèdes n'ont aucune efficacité, si
» l'on n'apporte pas une grande attention
» à tout ce qui regarde les choses non natu-
» relles, ou toutes les branches du régime.
» Un air sain est de la plus grande impor-
» tance. La diète doit être fortifiante sans
» échauffer. Le sommeil ne doit pas être
» trop long, et il faut dormir à des heures
» convenables. L'on doit prendre un exer-
» cice modéré, surtout à cheval. Si les

(157)

» évacuations naturelles se font irrégulière-
» ment, il faut les mettre dans l'ordre. Le
» malade doit chercher à se distraire par la
» compagnie ou par les plaisirs innocents.
» Tous les remèdes doivent être tirés de
» deux classes, les balsamiques et les for-
» tifiants (1). »

Il recommande beaucoup, au lieu du
thé, qui est toujours, dit-il, très-nuisible
aux nerfs, l'infusion de mélisse ou de menthe, en mettant, dans chaque tasse, une
cuillerée d'une mitture balsamique composée
de crême et de jaunes d'œufs battus ensemble, avec deux ou trois gouttes d'huile de
cannelle (2), ce qui fait une boisson dont le
palais et l'estomac s'accommodent très-bien,
comme j'ai eu occasion de le remarquer moi-
même; et ce remède est en effet véritablement balsamique et fortifiant. Mais je place-
rai ici une remarque qui peut être utile;
c'est que *Lewis* indique, parmi les fortifiants qu'il conseille, les remèdes tirés du
plomb (3), et je me fais un devoir d'avertir
que, malgré son autorité et celle de quel-

---

(1) A Fractical Essai, p. 20, 25 et 34.
(2) Sect. 10, p. 27 Robuisson, consomp. p. 98.
(3) Ibid. pag. 26, 28.

ques autres Médecins respectables, l'usage intérieur des préparations de plomb est un véritable poison, de l'aveu presque unanime de tous les Médecins : j'en ai vu les effets les plus tristes ; et l'impudente imprudence des charlatants ne fournit que trop d'occasions d'en observer de tels. Si on veut le conserver, comme celui de quelques autres poisons, qu'au moins l'administration en soit réservée à ceux qui sont en état de connoître ses dangers et ses vertus, et qu'on ne l'indique pas, sans précaution, dans des Ouvrages destinés au public.

Je finirai cette Section par la méthode que M. *Stork* emploie dans ces maladies ; elle est très-simple et très-efficace. En comparant toutes ces méthodes, on verra qu'elles sont toutes fondées sur les mêmes principes, qu'elles tendent au même but, et qu'elles emploient des moyens très-ressemblants les uns aux autres ; conformité qui fait l'éloge de la méthode, et inspire de la confiance. « On commence, dit M. » *Stork*, par les nourrir de bouillons succulents. Le riz, les gruaux d'avoine, » ceux d'orge, cuits avec du bouillon ou » du lait, et le lait sont très-utiles ; mais » il faut observer d'en faire prendre peu

» et souvent. Si l'estomac étoit si fort
» affoibli, comme cela arrive quelquefois,
» quand la maladie a fait de grands pro-
» grès, qu'il ne pût pas même soutenir
» ces aliments sans de grandes angoisses,
» il faut donner une nourrice au malade,
» ce qui en a quelquefois tiré de l'état le
» plus fâcheux. On redonne de la force
» et de l'action aux fibres relâchées par
» l'usage du vin avec le fer, le kina et
» la canelle : dès que le malade a assez
» de force pour se promener, il lui est
» extrêmement utile d'aller dans un air de
» campagne très-pur, ou de montagne (1) »

SECTION X.

pratique de l'Auteur.

IL y a quelques maladies dans lesquelles
il est difficile de démêler exactement la cause
et par-là même de déterminer l'indication
et de régler le traitément ; mais qui se guérissent avec assez de facilité quand on est

______

(1) Medicus annuus, t. 2, p. 216.

parvenu à ce point ; il n'en est pas de même dans la consomption dorsale. L'on sait quelle est la maladie ; l'on en connoît la cause : c'est comme le dit M. Lewis, *une espèce particulière de consomption, dont la cause prochaine est une foiblesse générale des nerfs* : l'indication est aisée à former : l'on ne peut pas être partagé, par-là même, sur l'essentiel du traitement ; mais souvent le meilleur traitement échoue : c'est une raison de plus pour en fixer les détails avec exactitude. Le relâchement général des fibres, la foiblesse du genre nerveux, l'altération des fluides sont les causes du mal. Il dépend de l'affoiblissement de toutes les parties : il faut leur rendre leur force, c'est l'unique indication. Elle a ses subdivisions tirées des différentes parties affoiblies ; mais, comme les mêmes remèdes servent à les remplir toutes, il est inutile de les détailler ici ; elles l'ont été dans le cours de cet Ouvrage.

Ceux qui ignorent parfaitement la médecine, et qui en parlent cependant plus que ceux qui la savent, croiront qu'il est fort aisé de remplir cette indication, et qu'avec de bons aliments et des cordiaux, dont nos boutiques abondent, on fortifie bien aisément : de tristes expériences ont au contraire appris aux plus grands médecins que rien n'étoit plus difficile.

Il est bien aisé, dit GOTTER, *de diminuer les forces ; l'on n'a presqu'aucun secours pour les réparer* (1). On le comprendra aisément, si l'on réfléchit que les aliments et les remèdes ne sont autre chose que les instruments dont la nature se sert pour s'entretenir, réparer ses pertes, et remédier aux dérangements qui surviennent dans le corps ! Et qu'est-ce que la nature? *L'aggrégat des forces du corps distribuées harmoniquement.* C'est la force vitale distribuée respectivement dans les différentes parties. Quand les forces sont épuisées, c'est donc la nature qui est en défaut ; c'est l'architecte ouvrier qui ne fonctionne plus ; donnez-lui des matériaux tant que vous voudrez, il est hors d'état de les employer. Vous pouvez l'enterrer avec son bâtiment, sous la pierre, le bois et le mortier, sans qu'il se répare un seul pouce de muraille. Il en est de même des maladies qui dépendent de la destruction des forces ; les aliments ne réparent point, et les

____

(1) De perspir. incens. p. 504.

remèdes n'agissent point. J'ai vu des estomacs si affoiblis, que les aliments n'y reçoi-
vent pas plus de préparation que dans un
vaisseau de bois ; quelquefois ils s'y arran-
gent suivant les lois de leurs gravités spé-
cifiques ; et, quand enfin une nouvelle dose
irrite l'estomac par son poids, on les voit
ressortir successivement par un léger effort,
très-séparés les uns des autres. D'autres fois,
par un plus long séjour, ils s'y corrompent,
et on les vomit tels qu'ils seroient, si on les
eût laissés gâter dans un bassin d'argent ou
de porcelaine. Que doit-on espérer des aliments, dans des cas de cette espèce?

L'épuisement n'est pas aussi considérable
dans tous : il en est dans lesquels les forces
ne sont qu'affoiblies, sans être totalement
détruites ; il reste alors quelques ressources
dans les aliments et même dans les remèdes.
Ce qui reste de la nature, tire quelque parti
des premiers, et les derniers doivent être de
ceux qu'on a remarqués propres à ranimer
ce principe d'action vitale qui s'éteint : ce sont
les secours étrangers, dont on aide l'architecte
pour qu'il puisse travailler à son ouvrage,
en dépensant le moins possible de ses forces ;
c'est d'autres fois le coup d'éperon qu'on
donne à un cheval foible, pour qu'il fasse un

effort dans un mauvais pas. Mais qu'il faut d'habileté et de prudence, pour savoir juger d'un coup-d'œil la profondeur du bourbier, la force de l'animal, et les comparer ! Si l'ouvrage est au-dessus de ses forces, ce coup d'éperon l'obligera, il est vrai, à un effort ; mais, si cet effort ne peut pas le mettre au bon chemin, il ne fera que l'épuiser totalement.

La foiblesse produite par la masturbation offre une difficulté dans le choix des remèdes fortifiants, qui ne se présente pas dans d'autres cas ; c'est qu'il faut éviter avec le plus grand soin ceux qui, en irritant, pourroient réveiller l'aiguillon de la chair. C'est une loi de la mécanique animée, si différente de l'inanimée, et si peu soumise aux mêmes règles, que, quand les mouvements s'augmentent, l'augmentation est plus considérable dans les parties qui en sont les plus susceptibles : ce sont chez les masturbateurs les parties génitales ; c'est donc dans ces parties que l'effet des remèdes irritants se manifestera le plus sensiblement ; et les suites dangereuses de cet effet ne peuvent rendre trop circonspect sur les moyens qu'on emploie. Quels peuvent-ils donc être ! C'est ce que j'examinerai, après avoir détaillé le régime. Je suivrai, dans ce détail, la division ordinaire des six choses non naturelles : l'air, les aliments, le sommeil, les mouvements, les évacuations naturelles et les passions.

L'Air.

L'air a sur nous l'influence que l'eau a sur les poissons, et même une beaucoup plus considérable. Ceux qui savent à quel point cette première influence s'étend, qui n'ignorent pas que les gourmets connoissent non-seulement la rivière, mais encore l'endroit de la rivière où un poisson a été pris, et qu'ils distinguent :

..... Lapus hic Tiberinus, an alto
Captus hiet? pontesne inter jactatus, an amnis
Ostia sub Tusci?

Ceux-là, dis-je, sentiront combien il importe pour les malades de respirer un air plutôt qu'un autre. Ceux qui sont entrés une fois en leur vie dans une chambre qu'on habite sans l'aérer; ceux qui auront côtoyé des marais dans les chaleurs, habité dans des lieux bas, entourés d'éminences de tous côtés; ceux qui auront passé d'une ville peuplée dans la campagne, qui auront respiré l'air au lever du soleil ou à midi, avant ou après une pluie; tous ces gens-là, dis-je, comprendront comment l'air peut in-fluer sur la santé.

Temperie cœli corpusque animusque juvatur.
Ovid.

Les foibles ont plus besoin du secours d'un air pur que les autres; c'est un remède qui agit (et c'est peut-être le seul) sans le concours de la nature, sans employer ses forces; il est par-là même de la plus grande importance de ne pas le négliger. Celui qui convient le mieux à une atonie générale, c'est un air sec et tempéré; un air humide, un air trop chaud sont pernicieux. Je connois un malade de cette espèce, que les grandes chaleurs jettent dans un épuisement total, et dont la santé varie en été, suivant l'alternative des jours plus ou moins chauds. Un air trop froid est beaucoup moins à craindre; et cela doit nécessairement être ainsi : la chaleur relâche les fibres déjà trop lâches, et dissout les humeurs déjà trop fondues; le froid, au contraire, remédie à ces deux maux. Quand les Caraïbes sont attaqués de paralysie, à la suite de ces terribles coliques convulsives auxquelles ils sont sujets;

lorsqu'on ne peut pas les envoyer aux bains chauds qu'on trouve dans le nord de la Jamaïque, on se contente de les envoyer dans quelque endroit plus froid que leur pays ; et ce seul changement d'air opère toujours très-favorablement. Une autre qualité essentielle de l'air, c'est qu'il ne soit point chargé de particules nuisibles, qu'il n'ait point perdu, par son séjour dans des lieux habités, cette espèce de qualité vivifiante qui en fait toute l'efficacité, et qu'on pourroit appeler l'esprit vital, aussi nécessaire aux plantes qu'aux animaux ; et tel est l'air qu'on respire dans une campagne bien aérée et jonchée d'herbes, d'arbres et d'arbrisseaux.

Que le malade, dit *Aretée* (1), demeure auprès des prés, des fontaines et des ruisseaux, les exhalaisons qui en émanent, et la gaîté que ces objets inspirent, fortifient l'âme, animent les forces et rétablissent la vie. L'air de la ville, sans cesse inspiré et expiré, continuellement rempli d'une foule de vapeurs ou d'exhalaisons infectes, réunit les deux inconvénients d'avoir moins de cet esprit vital, et d'être

______

(1) De curat. acutor, l. 2, c. 3, p. 102.

chargé de particules nuisibles. Celui de la campagne possède les deux qualités opposées ; c'est un air vierge et un air imprégné de tout ce qu'il y a de plus volatil, de plus agréable, de plus cordial, dans les plantes, et de la vapeur de la terre, qui elle-même est très-salubre. Mais il seroit inutile de se choisir une demeure dans un bon air, si on ne le respiroit pas ; l'air des chambres, si on ne le renouvelle pas continuellement, est à-peu près le même dans toutes· ce n'est presque pas en changer, que de passer d'une chambre fermée en ville, dans une chambre fermée à la campagne. L'on ne jouit de toute la salubrité d'une atmosphère saine, qu'en pleins champs. Si les infirmités ou la foiblesse ne permettent pas de s'y transporter, l'on doit renouveler plusieurs fois par jour l'air dans la chambre, non pas en ouvrant simplement une porte ou une fenêtre, ce qui le renouvelle peu, mais en faisant passer dans la chambre un torrent d'air frais, en ouvrant tout à la fois dans deux ou trois endroits opposés. Il n'y a aucune maladie qui n'exige cette précaution ; mais alors il convient de soustraire le malade à une trop grande impression, ce qui est toujours très-aisé.

Il est aussi extrêmement important de respirer l'air du matin : ceux qui s'en privent pour rester dans une atmosphère étouffée entre quatre rideaux, renoncent volontairement au plus agréable, et peut-être au plus fortifiant de tous les remèdes. La fraîcheur de la nuit lui a rendu tout son principe vivifiant ; et la rosée qui s'évapore peu à peu, après s'être chargée de tout le baume des fleurs sur lesquelles elle a séjourné, le rend véritablement médicamenteux. L'on nage au milieu d'une essence de plantes qu'on inspire continuellement, et dont rien ne peut suppléer le bon effet. Le bien-être, la fraîcheur, la force, l'appétit qu'on sent pendant le reste du jour, en est une preuve à la portée de tout le monde, plus forte que tout ce que je pourrois ajouter. J'en ai vu encore très-récemment les effets les plus sensibles sur quelques personnes valétudinaires, sur celles surtout qui étoient hypocondriaques ; elles éprouvoient, de la manière la plus marquée, que, si elles humoient l'air au lever du soleil, elles se sentoient beaucoup plus gaies le reste du jour ; et ceux qui le passoient avec elles, n'auroient pas pu se tromper à cette marque sur l'heure de leur lever. L'on sent combien cet effet est important pour les malades de la consomption dorsale, qui sont si souvent hypocondriaques. Le retour de la gaîté démontre seul, d'une façon invincible, un amendement général dans la santé.

Les Aliments.

L'on doit être guidé dans le choix des aliments, par ces deux règles ; 1°. ne prendre que des aliments qui, sous un petit volume, contiennent beaucoup de nourriture et qui se digèrent aisément. C'est l'aphorisme de *Sanctorius : Coïtus immoderatus postulatcibos paucos et boni nutrimenti* (1). 2°. Éviter tous ceux qui ont de l'âcreté. Il est important de rendre à l'estomac toutes ses forces, et rien ne détruit plus la force des fibres animales, qu'une extension forcée ; ainsi, si l'on dilatoit l'estomac par la quantité des aliments, on l'affoibliroit journellement. D'ailleurs, s'il est trop rempli, les personnes foibles éprouvent un état de malaise, d'angoisse, de foiblesse et de mélancolie, qui augmente tous leurs maux. L'on

______

(1) Sect. 6, aph. 22.

10

(170)

prévient ces deux inconvénients, en choi-
sissant des aliments tels que je les ai indiqués, et en n'en prenant que peu à la fois,
mais fréquemment. Il est essentiel qu'ils
puissent donner aisément ce qu'ils ont de
nutritif. L'estomac n'étant pas en état de
digérer ce qui se digère difficilement, son
action, extrêmement languissante, seroit
totalement détruite par des aliments, ou trop
durs, ou propres à diminuer ses forces.

L'on peut, sur ces principes, former le
catalogue de ceux qui conviennent dans
ce cas, et de ceux qu'on doit exclure.
Dans la dernière classe sont toutes les viandes naturellement dures et indigestes, telles
que celles de cochon, toutes celles de vieilles
bêtes, celles que l'art a durci au moyen du
sel et de la fumée, préparation qui les rend
en même temps âcres ; toutes celles qui sont
trop grasses : les autres graisses quelconques,
qui relâchent les fibres de l'estomac, diminuent l'action déjà trop foible des sucs digestifs, restent indigestes, disposent à des
obstructions, et acquièrent, par leur séjour,
un caractère d'âcreté qui, irritant continuellement, donne de l'inquiétude, des douleurs, de l'insomnie, de l'angoisse, de la
fièvre. Il n'y a rien, en un mot, dont les

personnes qui ne digèrent pas, doivent se garder avec plus de soin que des choses grasses. Les pâtes non fermentées, surtout quand elles sont pétries avec des graisses, sont une autre espèce d'aliment très-fort au-dessus des forces d'un mauvais estomac. Les herbes potagères, en produisant des gonflements qui le distendent et qui gênent en même temps la circulation dans les parties voisines, sont également nuisibles; tels sont généralement toutes les espèces de choux, les légumes à cosse, et ceux qui ont un goût et une odeur extrêmement âcres; dernière qualité qui les rend nuisibles, indépendamment des flatuosités.

Les fruits, qui sont si salutaires dans les maladies aiguës et inflammatoires, dans les obstructions, surtout dans celles du foie, et dans plusieurs autres maladies, ne conviennent jamais dans ces cas; ils affoiblissent, ils relâchent, ils énervent les forces de l'estomac; ils augmentent la dissolution du sang déjà trop aqueux; mal digérés, ils fermentent dans l'estomac et dans les intestins, et cette fermentation développe une quantité étonnante d'air, qui produit des digestions énormes, qui dérangent absolument le cours de la circulation. J'ai vu cet effet être si considérable chez une femme, pour avoir mangé trop de fruits rouges, vingt-quatre heures après une couche très-heureuse, que le ventre étoit tendu au point de devenir livide : elle étoit dans l'assoupissement, et son pouls presqu'imperceptible. Les fruits laissent aussi dans les premières voies un principe acide, propre à occasionner plusieurs accidents fâcheux : ainsi, il faut presque entièrement s'en priver. Les jardinages crus, le vinaigre, le verjus ont les mêmes inconvénients, et méritent la même exclusion.

Quoique le catalogue des aliments défendus soit long, celui des aliments permis l'est encore davantage. Il comprend toutes les viandes d'animaux jeunes, nourris dans de bons endroits, et bien nourris : telles sont surtout celles de veau, de jeune mouton, de jeune bœuf, de poulet, de pigeon, de poulet d'Inde, de perdreaux. Les alouettes, les grives, les cailles, les autres gibiers, sans être absolument interdits, ont cependant des inconvénients qui ne permettroient pas d'en faire un usage journalier. Le poisson est dans le même cas.

L'on doit non-seulement choisir les viandes avec soin, il faut encore les préparer convenablement. La meilleure façon, c'est de les rôtir à un feu doux, qui conserve leur suc, et qui ne les dessèche pas, ou de les cuire lentement dans leur propre jus. Celles qu'on fait bouillir avec beaucoup d'eau donnent au bouillon tout ce qu'elles ont de succulent, et restent incapables de nourrir; souvent elles ne sont que des fibres charnues dénuées de leurs sucs, et chargées d'eau, également insipides au goût et indigestes à l'estomac. Il est très-ordinaire de voir des personnes foibles, fort éloignées de tout soupçon de friandises, qui ne peuvent point en manger sans sentir que leur estomac souffre. Plus les viandes sont tendres, moins elles soutiennent cette préparation, qu'on devroit réserver, quant aux malades, pour tirer des viandes dures ce qu'elles ont de nourrissant.

Quelques soins qu'on donne à la préparation de la viande, il est des personnes qui ne peuvent pas la digérer: on est réduit à ne leur en donner que le jus, qu'on exprime après l'avoir fait médiocrement cuire; mais comme il se corromproit très-aisément, il faut y joindre un peu de pain, et une petite dose de jus de citron, ou un peu de vin;

un tel mélange est ce qu'on peut employer de plus nourrissant. Quelques écrevisses cuites et écrasées dans le bouillon, en relèvent le goût, et le rendent peut-être encore plus fortifiant; mais elles ont le double inconvénient d'être un peu échauffantes et de rendre le bouillon plus susceptible d'une prompte corruption; ainsi, il faut être sur ses gadres à ces deux égards. Le pain et le jardinage n'ont pas l'avantage de réunir beaucoup de nourriture sous un petit volume; mais leur usage, surtout celui du pain, est absolument indispensable pour prévenir non-seulement le dégoût que l'usage d'un régime tout animal ne manqueroit pas de produire, mais encore la putridité qui en seroit une suite, si on ne le mêloit pas de végétaux. Sans cette précaution, l'on verroit bientôt éclore, dans les premières voies, l'alkali spontané, et tous les désordres qu'il peut entraîner. J'ai vu les plus grands accidents produits par ce régime chez des personnes foibles à qui on l'avoit ordonné. Un des symptômes les plus ordinaires est l'altération : ils sont obligés de boire, et la boisson les affoiblit; dailleurs, elle se mêle difficilement avec les hameurs, parce que ce mélange dépend de l'action des vaisseaux, qui est très-languissante ; et si, par un malheur très-ordinaire chez ceux qui ne prennent que peu de mouvement, l'action des reins diminue, les liquides passent dans le tissu cellulaire, et forment d'abord des œdêmes, et enfin des hydropisies de toutes les espèces.

L'on prévient ces dangers en mariant toujours le régime végétal avec l'animal. Les meilleures herbes sont les racines tendres, et les herbes chicoracées, les cardes et les asperges. Il y en a d'autres qui, quoique fort tendres, incommodent, parce qu'elles rafraîchissent trop ; elles amortissent la force de l'estomac.

Les graines farineuses, préparées et cuites en crême avec du bouillon de viande, font un aliment qui n'est point à mépriser, il réunit ce qu'il y a de plus nourrissant dans les deux règnes, et le mélange prévient le danger de chaque aliment donné seul ; le bouillon empêche la farine de s'aigrir, la farine empêche le bouillon de pourrir. L'on s'aperçoit aisément, en lisant les Observateurs avec un peu de réflexion, que les maladies sont plus malignes dans le nord de l'Europe que dans sa partie moyenne ; cela ne viendrait-il point de ce que l'on y mange plus de viande et moins de végétaux ?

Ce que j'ai dit plus haut des fruits n'empêche pas quand, l'estomac conserve encore quelque force, qu'on ne puisse, de temps en temps, s'en permettre une petite quantité, des mieux choisis pour l'espèce et la maturité : les plus aqueux sont ceux qui conviennent le moins.

Les œufs sont un aliment du genre animal, et un aliment extrêmement utile ; ils fortifient beaucoup, et se digèrent aisément, moyennant qu'ils ne soient que peu ou point cuits ; car, dès que le blanc est durci, il ne se dissout plus, il devient pesant, indigeste, et ne répare pas ; c'est alors l'aliment des estomacs qui digèrent trop, et non de ceux qui ne digèrent point. La meilleure façon de les manger, c'est de les avaler en sortant de la poule, sans coction, ou de les manger à la coque, après les avoir seulement plongés trois ou quatre fois dans l'eau bouillante, ou délayés dans du bouillon chaud qui ne bouille pas.

Enfin, une dernière espèce d'aliment, c'est le lait ; il réunit toutes les qualités qu'on désire, n'a aucun des inconvénients qu'on craint. C'est le plus simple, le plus facile à assimiler, celui qui répare le plus

(177)

promptement ; tout préparé par la nature ,
on ne risque point de le gâter par la préparation artificielle ; il nourrit comme le jus de
viande , et n'est point susceptible de putridité ; il prévient l'altération ; il tient lieu
d'aliment et de boisson ; il entretient toutes
les sécrétions ; il dispose à un sommeil tranquille : en un mot , il est propre à remplir
toutes les indications qui se présentent dans
ce cas, et M. *Lewis* l'a vu produire les meilleurs effets (1). Pourquoi donc ne l'emploie-
t-on pas toujours , et ne le substitue-t-on
pas à tous les autres aliments , par une raison qui lui est particulière , qui en dénature
souvent l'effet , et qui fait qu'il en produit quelquefois un très-différent de celui qu'on espéroit , et qu'on avoit lieu
d'attendre ? Cette raison, c'est l'espèce
de décomposition à laquelle il est sujet.
Si la digestion n'en est pas prompte ,
s'il séjourne trop long-temps dans l'estomac , ou si, sans y séjourner long-temps,
il y trouve des matières propres à hâter
cette décomposition , il éprouve les changements que nous lui voyons subir sous
nos yeux : la partie butireuse, la caseuse

____

(1) Pag. 27.

et la séreuse se séparent; le petit lait occasionne quelquefois une diarrhée prompte :
d'autres fois il passe par les voies urinaires,
ou par la transpiration, sans nourrir; les
autres parties, si elles restent dans l'estomac, ne tardent pas à le molester, à
occasionner des maladies, des gonflemens,
des nausées, des coliques; si l'on ne s'en
sent pas incommodé d'abord, c'est qu'elles
passent dans les intestins, où elles peuvent,
il est vrai, séjourner un certain temps
sans nuire sensiblement; mais elles y acquièrent une âcreté singulière; et, au bout
d'un certain temps, elles produisent des
accidents que le délai n'a pas rendus moins
dangereux; et l'on peut établir comme une
loi qui doit rendre extrêmement circonspect, quand on ordonne le lait dans des
cas graves, que si c'est l'aliment dont la
digestion est la plus aisée, c'est aussi celui dont l'indigestion est la plus fâcheuse.
L'on a vu plus haut les difficultés que
Boerhaave trouvoit dans son usage; mais
quelques grandes qu'elles soient, les avantages qu'on peut en retirer sont assez considérables, pour qu'on cherche tous les
moyens possibles de les surmonter, et heureusement il y en a. L'on peut les ranger

sous deux classes ; les intentions de régime
et les remèdes. Je renverrai l'examen de
ceux-ci à un des articles suivants.

Les intentions de régime sont , pre-
mièrement le choix du lait : pour quelqu'espèce qu'on se détermine , la fe-
melle qui le fournit doit être saine et
bien conduite. En second lieu, il faut éviter , pendant qu'on le prend , tous les
aliments qui peuvent l'aigrir , et tels sont
tous les fruits, tant crus que cuits , et en
général tout ce qui a de l'acidité. Troisième-
ment , il faut le prendre dans des temps fort
éloignés des autres aliments ; il n'aime aucun
mélange ; 4°. n'en prendre que peu à la fois ;
5°. avoir l'estomac , le bas-ventre et les
jambes extrêmement au chaud ; 6°. il faut
surtout (et sans cette précaution toutes
les autres seroient très-inutiles), se modérer
extrêmement sur la quantité des aliments
même les mieux choisis. L'on ne doit, pendant qu'on prend le lait, donner aucun
travail à l'estomac ; la plus petite sur-
charge, la plus légère indigestion y laisse
un principe de corruption qui corrompt sur
champ le lait, et du plus sain des aliments ,
peut faire un poison quelquefois violent et
au moins toujours très-nuisible.

(180)

Quel lait mérite la préférence? Pour répondre à cette question, je n'entrerai point
dans l'examen des différentes sortes de lait ;
ce seroit prolonger mon Ouvrage par un
hors-d'œuvre ; l'on a là-dessus plusieurs secours, et peut-être point de meilleur qu'une
dissertation, aujourd'hui fort rare, de feu
M. *d'Apples*, Docteur en Médecine, et Professeur en Grec et en Morale dans cette
Académie (1). L'on n'emploie presque plus
aujourd'hui que celui de femme, d'ânesse,
de chèvre et de vache. Chacun a ses qualités
différentes, c'est la comparaison de ces
qualités et indications qu'offre la maladie
qui doit déterminer le choix qu'on fait de
l'un ou de l'autre. Il y a peu de cas dans
lesquels celui de vache ne puisse pas
tenir lieu de tous les autres. L'on croit
généralement celui de femme plus fortifiant ; c'est l'idée des plus grands Maîtres ;
mais l'on appuie cette opinion sur un fondement ruineux, qui est l'usage qu'elle fait
de viandes, sans réfléchir que dans le
même temps on donne la préférence à celle
d'une robuste paysanne qui n'en mange
point, ou du moins très-peu, et qui ne vit

____

(1) Des essais Tentamen, etc. Baffe, 1707.

(181)

que de pain et de végétaux. Je crois cependant qu'on pourroit l'essayer avec succès ;
les belles cures opérées par son usage ne
laissent aucun doute sur son efficacité :
mais il a un inconvénient qui lui est particulier, c'est qu'il doit être pris immédiatement au mamelon qui le fournit ; c'est une
précaution dont *Galien* a déjà connu la nécessité ; et en se moquant de ceux qui ne
veulent pas s'y astreindre, il les renvoie,
comme des ânes, *au lait d'ânesse* : mais le
vase n'exciteroit-il point des désirs qu'on
cherche à amortir, et ne seroit-on point
exposé à voir renouveler l'aventure du
prince dont *Captivaccio* nous a conservé
l'histoire ? On lui donna deux nourrices ;
le lait produisit un si bon effet, qu'il les
mit à même de lui en fournir de plus frais
au bout de quelques mois, s'il se trouvoit
en avoir besoin.

L'on croit que le lait d'ânesse est le plus
analogue à celui de femme ; mais, qu'on
me permette de le dire, c'est une assertion
d'opinion plus que d'expérience. Il est le
plus séreux, et par-là même le plus relâchant ; c'est une erreur funeste de le croire
le plus fortifiant Des observations journa-
lières démontrent le contraire, et prouvent

que non-seulement il n'est pas le plus efficace, mais que, peut-être, il l'est le moins. Je
n'en ai pas toujours vu de bons effets, et je
ne suis pas le seul ; *il me semble*, m'écrivoit
M. DE HALLER, *que ce lait d'ânesse fait
rarement ce qu'on lui demande.* L'inutilité est un bien grand défaut dans un remède sur lequel on fonde la guérisson des
maladies les plus graves. *Hoffmann* le
conseilloit dans le cas où il y avoit tout
à la fois épuisement et cupidité (1).

Avant que de quitter ce qui regarde les
aliments, je dois finir par le conseil d'*Horace*, c'est de ne pas faire des mélanges.

——————— Nam variæ res
Ut noceant homini credas, memor illius escæ ;
Quæ simplex olim tibi sederit ; at simul assis
Miscueris elixa, simul conchylia turdis,
Dulcia se in bilem vertent stomachoque tu multum
Lenta feret pituita.

L'on sent, sans qu'il soit besoin d'insister
sur ce conseil, combien il est impossible que
des aliments très-différents subissent dans
le même temps une digestion parfaite. Ce
mélange est une des causes qui ruinent les
santés les plus fortes, et qui tuent les foibles ;
ils ne peuvent l'éviter avec trop de soin.

______

(1) Ibid. Parag. 32.

(183)

Une autre attention également nécessaire, et presque également négligée, c'est une mastication exacte ; c'est un secours dont les estomacs les plus vigoureux ne peuvent pas se passer long-temps sans décheoir sensiblement, et sans lequel les foibles ne font que la digestion la plus imparfaite. Il faut avoir beaucoup observé pour s'imaginer jusqu'à quel point il importe à la santé de mâcher soigneusement. J'ai vu les maux d'estomac les plus rebelles, et les langueurs les plus invétérées se dissiper par cette seule attention. J'ai vu d'un autre côté, des personnes bien portantes tomber dans les infirmités, quand leurs dents endommagées ne leur permettoient plus qu'une mastication imparfaite, et ne recouvrer leur santé que quand, après la perte totale de leurs dents, les gencives acquéroient cette dureté qui les met à même d'en faire les fonctions.

Tant de détails, tant de précautions et de privations sont exprimées dans un vers de *Procope* :

Vivre selon nos lois, c'est vivre misérable.

Mais peut-on trop payer la santé ? Qu'on est bien dédommagé des sacrifices qu'on lui fait, par le plaisir d'en jouir, par les agréments qu'elle répand sur tous les mo-

ments de la vie ! *Sans la santé*, dit HYP-
POCRATE, *on ne peut jouir d'aucun bien ;*
les honneurs , les richesses et tous les
autres avantages sont inutiles (1). D'ailleurs, ces sacrifices sont bien moindres qu'on
ne le croit. Je puis citer plusieurs témoins
à qui, dès les premiers jours, il n'en a plus
rien coûté de renoncer à la variété et à la
saveur des mets recherchés, pour se m ttre
au régime simple. C'est celui qu'indique la
nature , et qui plaît aux organes bien consti-
tuées. Un palais sain , qui a toute la sensibilité qu'il doit avoir , ne peut goûter que les
mets simples ; les composés , les apprêts lui
sont insoutenables , et il trouve dans les aliments les moins savoureux , une saveur qui
échappe aux organes émoussés : ainsi , ceux
qui y reviennent pour leur santé , par raison
et avec quelques dégoûts , doivent être sûrs
qu'à mesure qu'ils recouvreront cette santé ,
ils trouveront dans ces aliments des délices
qu'ils n'y soupçonnent pas. Une oreille fine
démêle cette légère différence entre deux
tons , qui échappe à une oreille moins sensible ; il en est de même des nerfs des organes
du goût : quand ils sont exquis , ils apper-

____

(1) De diæta acut. l. 3, c. 12, Foës. 368.

çoivent les plus légères variétés des saveurs, et ils y sont sensibles ; les buveurs d'eau en trouvent qui les flattent autant que le Falerne le plus exquis, et d'autres qui ne valent pas les vins de Brie. Enfin, quand on n'auroit pas l'espérance de suivre avec plaisir un régime (il est aisé de s'accommoder de celui que j'ai indiqué), la satisfaction de sentir qu'en s'y soumettant on remplit un devoir, seroit un motif bien puissant, une récompense bien flatteuse pour ceux qui connoissent le prix du bien-être avec soi-même.

Les boissons sont une partie du régime presque aussi importante que les aliments.

L'on doit s'interdire toutes celles qui peuvent augmenter la foiblesse et le relâchement, diminuer le peu de forces digestives qui restent, porter de l'âcreté dans les humeurs, disposer le genre nerveux à une mobilité déjà trop considérable. Toutes les eaux chaudes ont le premier défaut ; le thé les réunit tous ; le café a les deux derniers ; aussi l'on doit s'en priver avec la plus grande rigueur. L'Auteur d'un ouvrage au-dessus des éloges, et dont ceux qui s'intéressent aux progrès de la Médecine attendent la continuation avec la plus grande impatience, a fait du danger de ces liqueurs un tableau bien propre à en dégoûter ceux qui les prennent avec le plus de plaisir (1).

Les liqueurs spiritueuses qui paroissent, au premier coup-d'œil, pouvoir convenir en ce qu'elles opèrent précisément le contraire que l'eau chaude, dont réellement elles diminuent le danger, si l'on y en joint une petite quantité, ont d'autres grands inconvéniens qui doivent les faire rejetter, ou moins restreindre à un usage extrêmement rare. Leur action est trop violente et trop passagère ; elles irritent plus qu'elles ne fortifient ; et, si quelquefois elles fortifient, la foiblesse qui succède est plus grande qu'avant leur usage ; elles donnent d'ailleurs aux papilles de l'estomac une dureté qui leur ôte ce degré de sensibilité nécessaire pour avoir appétit, et elles ôtent aux liqueurs digestives ce degré de

____

(1) M. THIERRY, auteur anonyme de la Médecine expérimentale, p. 335.

Quand on publie un ouvrage de ce prix, on ne doit ni croire qu'on sera long-temps inconnu, ni craindre d'être dévoilé. Le moment où nous l'aurons complet, sera une époque considérable dans l'histoire de la Médecine.

fluidité qu'elles doivent avoir pour aider cette sensation ; aussi les buveurs de liqueurs ne la connoissent point. *Les personnes*, dit l'auteur illustre que je viens de citer, *qui boivent tous les jours des liqueurs après le repas, dans la vue de remédier aux vices des digestions, ne pourroient guère mieux s'y prendre, si elles vouloient venir à bout du contraire, et détruire les forces digestives.*

La meilleure boisson est une eau de source très-pure, mêlée avec partie égale de vin qui ne soit ni fumeux, ni acide ; le premier irrite sensiblement le genre nerveux, et produit dans les humeurs une raréfaction passagère, dont l'effet est de distendre les vaisseaux, pour les laisser ensuite plus lâches, et d'augmenter la dissolution des humeurs ; le second affoiblit les digestions, irrite, et procure des urines trop abondantes, qui épuisent les malades. Les meilleurs vins sont ceux qui ont moins d'esprit et de sel ; plus de terre et d'huile ; ce qui forme ce qu'on appelle les vins moëlleux : tels sont quelques vins rouges de Bourgogne, du Rhône, de Neufchâtel, et un petit nombre dans ce pays ; les vieux vins blancs de Grave, ceux de Pontac bien choisis, les vins d'Espagne, de Portugal, ceux de Canaries; et, dans les endroits où l'on peut en avoir, ceux de Tokai, supérieurs peut-être à tous les vins du monde, en salubrité comme en agrément. Pour l'usage ordinaire, il n'en est point de préférables à ceux de Neufchâtel.

Dans les endroits où l'on n'a pas de bonne eau, on peut la corriger en la filtrant, en la ferrant, ou en y faisant infuser quelques aromates agréables, tels que la canelle, l'anis, l'écorce de citron.

La bière ordinaire est nuisible. Le Mum, qui est proprement un extrait de grain aussi nourrissant que fortifiant, peut être d'un grand usage; riche d'esprits, il ranime autant que le vin, et nourrit davantage; il peut tenir lieu de boisson et d'aliments.

Parmi les boissons utiles, l'on doit ranger le chocolat, qui appartient peut-être à plus juste titre à la classe des aliments : le cacao renferme en lui-même beaucoup de substance nutritive, et le mélange du sucre et des aromates, prévient ce qu'il pourroit avoir de nuisible comme huileux : *Le chocolat au lait*, dit M. LEWIS, *pris à une dose qui ne puisse pas surcharger l'estomac, est un excellent déjeuner pour les personnes en consomption. Je connais* un enfant de trois ans, qui était au dernier degré de cette maladie, abandonné de son médecin, et que sa mère rétablit, en ne lui donnant que du chocolat à petites doses, mais souvent; et il est vrai qu'on ne peut trop recommander cet aliment à quelques personnes foibles (1). Il en est plusieurs auxquelles il nuirait infiniment.

Une attention générale, c'est qu'on doit éviter la quantité de boisson quelconque : elle affoiblit les digestions en relâchant l'estomac, en noyant les sucs digestifs, et en en précipitant les aliments avant qu'ils soient digérés ; elle relâche toutes les parties, elle dissout les humeurs, elle dispose à des urines ou à des sueurs qui épuisent. J'ai vu des maladies produites par l'atonie, diminuer considérablement, sans autres secours que le retranchement d'une partie de la boisson.

Le Sommeil.

Ce que l'on peut dire sur le sommeil, se réduit à trois articles ; sa durée, le temps de le prendre, et les précautions nécessaires pour jouir d'un sommeil tranquille.

___

(1) Tab, dorsl. f. 9.

11.

Dès qu'on est adulte, sept heures de sommeil ou tout au plus huit, suffisent à tout le monde ; il y a du danger à dormir davantage, et à être plus long-temps au lit ; cela jette dans les mêmes maux qu'un excès de repos. Si quelqu'un pouvoit s'y livrer plus long-temps, ce seroient ceux qui se donnent beaucoup de mouvements, et de mouvements vifs pendant le jour ; mais ce ne sont point ceux-là qui le font ; ce sont au contraire ceux qui mènent la vie la plus sédentaire ; ainsi il ne faut jamais passer ce terme, à moins qu'on ne soit parvenu à ce point de foiblesse, qui ne laisse pas les forces nécessaires pour être long-temps levé ; en ce cas, il faut l'être le plus qu'il est possible. *Moins on dort*, dit Lewis, *plus le sommeil est doux et fortifiant.*

Il est démontré que l'air de la nuit est moins salutaire que celui du jour, et que les malades foibles sont plus susceptibles de ses influences le soir que le matin ; il faut donc consacrer au sommeil, pendant lequel nous sommes bornés à une très-petite parcelle de l'atmosphère, qu'également nous ne pouvons pas éviter de corrompre, le temps où l'air est le moins sain et celui où l'usage d'un air moins sain, nous seroit plus nui-

(191)

sible ; ainsi, il faut se coucher de bonne heure
et se lever matin : c'est un précepte si
connu, qu'il y a peut-être de la trivialité
à le rappeler ; mais il est si négligé, l'on paroît en sentir si peu la conséquence, qui est
infiniment plus grande qu'on ne croit, qu'il
est très-permis de le supposer inconnu, et
de le rappeler en insistant sur son importance, surtout pour les personnes valétudinaires : *Si l'on se couche à dix heures,
l'on ne doit jamais se coucher plus tard*,
ce sont les termes de LEWIS, *on doit se
lever en été à quatre ou cinq heures, en hi-
ver à six ou sept. Il est absolument nécessaire*, ajoute-il, *de défendre aux personnes
atteintes de cette maladie de se laisser aller
à rester dans le lit le matin.* Il voudroit
même qu'on prît l'habitude de se lever après
son premier sommeil, et assure que quelque
pénible que cette coutume pût être dans les
commencements, elle deviendroit bientôt
aisée et agréable (1). Plusieurs exemples
prouvent la salubrité de ce conseil. Il y a
plusieurs personnes valétudinaires, qui se
sentent très-bien au réveil d'un premier
sommeil doux et profond, et qui se trouvent

____

(1) Pag. 30

(192)

dans un grand mal-aise, si elles se laissent aller à se rendormir: elles sont aussi sûres de passer bien le jour, si, quelqu'heure qu'il soit, elles se lèvent après ce premier sommeil, que de le passer désagréablement si elles se livrent au second.

Le sommeil n'est tranquille que quand il n'y a aucune cause d'irritation; ainsi l'on doit chercher à la prévenir; trois attentions des plus importantes, sont: 1°. de n'être pas dans un air chaud, et de n'être ni trop ni trop peu couvert; 2°. de n'avoir pas froid aux pieds en se couchant, accident très-ordinaire aux personnes foibles, et qui leur nuit par plusieurs raisons: l'on doit à cet égard observer exactement la règle d'HYP-POCRATE, *dormir dans un endroit frais, et avoir soin de se couvrir* (1); et 3°. ce qui est encore plus important, de n'avoir pas l'estomac plein: rien au monde ne trouble le sommeil, ne le rend inquiet, douloureux, accablant, comme une digestion pénible dans la nuit. L'abattement, la foiblesse, le dégoût, l'ennui, l'incapacité de penser et de s'occuper le lendemain, en sont la suite inévitable.

____

(1) Epidem. l. 6, sect. 4. aph. 14, Foës. 1180.

———— *Vides ut pallidus omnis*
Cœnâ de surgat dubiâ? quin corpus onustum
Hesternis vitiis animum quóque degravat unà,
At que affigit humo divinæ particulam auræ.

Hor.

Rien au contraire ne contribue plus efficacement à procurer un sommeil doux,
tranquille, continu, et qui raccommode,
qu'un souper léger. La fraîcheur, l'agilité,
la gaîté du lendemain en sont les suites nécessaires.

Alter, ubi dicto citiùs curata sopori
Membra dedit vegetus proscripta ad munia surgit.

Ibid.

Le temps du sommeil, dit avec bien de
la raison *Lewis*, est celui de la nutrition,
et non de la digestion ; aussi il exige dans
ses malades la plus grande sévérité pour le
souper: il leur défend, et jamais défense plus
légitime, toute viande le soir ; il ne leur
permet qu'un peu de lait, et quelques tran-
ches de pain, et cela deux heures avant que
de se coucher, afin que la première digestion soit finie avant que de se livrer au sommeil. Les Arcantes, qui ne connoissoient
point la diète animale, qui ne mangeoient
jamais rien de ce qui avoit eu vie, étoient
fameux par la tranquillité de leur sommeil,
et ignoroient ce que c'est que songer.

Les Mouvemens.

L'exercice est d'une nécessité absolue :
il coûte aux personnes foibles d'en preu-
dre ; et, si elles ont du penchant à la
tristesse, il est très-difficile de les déterminer à se mouvoir ; rien n'est cependant
plus propre à augmenter tous les maux qui
viennent de foiblesse, que l'inaction ; les
fibres de l'estomac, des intestins, des vaisseaux, sont lâches ; les humeurs croupissent
partout, parce que les solides n'ont pas la
force de leur imprimer le mouvement nécessaire ; il naît des stases, des engorgements,
des obstructions, des épanchements ; la
digestion, la nutrition, les sécrétions ne se
font point, le sang reste aqueux, les forces
diminuent, et tous les symptômes du mal
augmentent. L'exercice prévient tous ces
maux, en augmentant la force de la circulation : toutes les fonctions se font comme si
l'on avoit des forces réelles, et cette régularité dans les fonctions, ne tarde pas à en
donner : ainsi l'effet du mouvement est de
suppléer les forces, et de les rétablir. Un
autre de ces avantages, indépendant de
l'augmentation de la circulation, c'est qu'il

fait jouir d'un air toujours nouveau. Une personne qui ne se remue point, gâte bientôt celui qui l'environne, et lui nuit : une personne en action en change continuellement. Le mouvement peut souvent tenir lieu de remèdes ; tous les remèdes du monde ne peuvent pas tenir lieu de mouvement.

La fatigue des premiers jours, est un écueil contre lequel le foible courage de plusieurs malades échoue ; mais, s'ils avoient celui de surmonter ce premier obstacle, ils sentiroient que c'est véritablement le cas *où il n'y a que les premiers pas qui coûtent.* J'ai été étonné moi-même de voir à quel point ceux qui n'avoient pas été rebutés acquéroient des forces par l'exercice. J'ai vu des personnes qui étoient fatiguées de faire le tour d'un jardin, parvenir en quelques semaines à faire jusqu'à deux lieues de chemin, et se trouver dans le bien-être au retour.

L'exercice à pied n'est pas le seul favorable ; celui qu'on prend à cheval, vaut même beaucoup mieux pour les personnes extrêmement foibles, ou pour celles qui ont les viscères du bas-ventre et la poitrine endommagés ; dans une plus grande foiblesse encore, celui d'une voiture est à préférer, pourvu qu'elle ne soit pas trop douce. Quand la saison ne permet pas de sortir, on doit se donner du mouvement dans la maison, ou par quelqu'occupation un peu pénible, ou par quelque jeu d'exercice, tel que le volant, qui exerce également tout le corps.

Le retour de l'appétit, du sommeil, de la gaîté, sont les suites nécessaires du mouvement ; mais il faut avoir la précaution de ne prendre jamais un exercice un peu fort aussitôt après le repas, et de ne pas manger quand on a chaud, après l'exercice ; on doit le prendre avant le repas, et se reposer quelques momens avant que de manger.

Les Évacuations.

Les évacuations se dérangent avec les autres fonctions, et leur dérangement augmente le désordre de la machine ; il est important d'y faire attention, afin d'y remédier de bonne heure. Les évacuations qui exigent principalement nos soins, sont les selles, les urines, la transpiration et les crachats. La meilleure façon de les maintenir ou de les ramener au point où elles doivent être, c'est

de s'astreindre aux préceptes, que j'ai don-
nés sur les autres objets du régime ; quand
on est exact, les évacuations, dont le plus
ou le moins de régularité est le baromètre
du meilleur ou du plus mauvais état des
digestions, se font assez régulièrement.
Celle qu'il est le plus important de favo-
riser, comme la plus considérable, c'est
la transpiration, qui se dérange très-aisément chez les personnes foibles. On l'aide
en faisant frotter la peau très-régulièrement
avec une vergette ou une flanelle ; quand
elle est très-languisante, on n'a pas de plus
sûr moyen pour la ranimer, que d'avoir
tout le corps couvert immédiatement de
laine. L'on doit éviter d'ère trop habillé,
dans la crainte de suer, ce qui nuit toujours
à la transpiration ; les couloirs forcés restent
plus foibles, et s'acquittent moins bien
ensuite de leurs fonctions ; l'on doit éviter
de l'être trop peu, ce qui arrête également
toute évacuation cutanée. La partie que
tout le monde, et les personnes foibles plus
que les autres, doivent tenir plus chaude-
ment, ce sont les pieds ; l'on ne négligeroit
pas cette précaution si aisée si l'on savoit
à quel point elle intéresse la conservation
de toute la machine. Le fréquent froid des

pieds dispose aux maladies chroniques les plus fâcheuses : il y a un grand nombre de personnes sur lesquelles il produit promptement de mauvais effets : mais ceux surtout, qui sont sujets à des maux de poitrine, à des coliques ou à des obstructions, ne peuvent trop se prémunir contre ces dangers. Les sacrificateurs, qui marchoient toujours à pieds nus sur les pavés du Temple, étoient souvent attaqués de violentes coliques.

La salive se sépare quelquefois très-abondamment chez les personnes foibles; le relâchement des organes salivaires les dispose à cette copieuse sécrétion ; si les malades la crachent continuellement, il en résulte deux maux : l'un, qu'ils s'épuisent par cette évacuation ; l'autre, que cette humeur, si nécessaire à l'ouvrage de la digestion, qui, sans elle, ne s'opère qu'imparfaitement, lui manque, et la rend par-là même pénible et mauvaise J'ai fait assez sentir les dangers d'une mauvaise digestion, pour qu'il ne soit pas besoin d'insister plus long-temps sur ceux d'une évacuation qui la rend telle; c'est par cette raison que *Lewis* défend absolument à ses malades de fumer, la fumigation ; en-

(199)

tr'autres inconvénients, disposant à une salivation abondante, par l'irritation qu'elle produit sur les glandes qui fournissent à cette sécrétion.

L'inspiration qui se fait d'une personne à l'autre, et dont j'ai parlé plus haut, ne pourroit-elle pas être rappelée ici comme moyen de curation? *Capivaccio* avoit cru utile de faire coucher son malade entre ses deux nourrices ; et il est très-vraisemblable que l'inspiration de leur expiration contribua peut-être autant que le lait, à rétablir ses forces. *Elidœus*, contemporain de *Capivaccio*, précepteur de *Forestus*, qui nous a conservé cette observation (1), conseilla à un jeune homme qui étoit dans le marasme, le lait d'ânesse, et de coucher avec sa nourrice, qui étoit une femme extrêmement saine et à la fleur de l'âge; ce conseil réussit très-bien, et on ne discontinua que quand le malade avoua qu'il ne pouvoit plus résister au penchant qui le portoit à abuser de ses forces revenues. On pourroit conserver un remède utile, et en prévenir le danger, en ne mêlant pas les sexes.

____

(1) Observ. et Curat. l. 1, observ. 10, t. 1, p. 122.

Les Passions.

L'on a vu plus haut l'étroite union de l'âme et du corps ; l'on a compris combien le bien-être de la première influoit sur le second ; l'on a vu les sinistres effets de la tristesse ; ainsi il est presque inutile d'ajouter qu'on ne peut trop éviter toutes les sensations disgracieuses de l'âme, et qu'il est de la dernière conséquence de ne lui en procurer que d'agréables dans toutes les maladies, et surtout dans celles qui, comme la consomption dorsale, disposent par elles-mêmes à la tristesse ; tristesse qui, par un cercle vicieux, les augmente considérablement. Mais, et c'est une des difficultés du traitement, souvent les malades se complaisent à ce symptôme de leur mal, et l'on ne peut pas les déterminer à faire des efforts pour le surmonter ; d'ailleurs, il ne faut pas se faire illusion, et croire qu'il n'y a qu'à ordonner d'être gai pour qu'on le devienne ; le rire ne se commande pas plus qu'il ne se défend ; et l'on est aussi peu maître de s'empêcher d'être triste, que d'avoir un accès de fièvre, ou une rage de dents. Tout ce qu'on peut exiger des malades, c'est qu'ils se

prêtent aux remèdes contre la tristesse,
comme ils se prêteroient à d'autres ; ces remèdes sont moins la compaguie dans ce cas,
(nous avons vu qu'elle leur déplaisoit par
des raisons particulières), que la variété
des situations Le changement continuel
des objets forme une succession d'idées qui
les distrait, et c'est ce qu'il leur faut. Rien
n'est plus pernicieux aux personnes qui sont
portées à se livrer à une seule idée, que le
désœuvrement et l'inaction. Rien n'est surtout plus pernicieux à nos malades, et ils ne
peuvent éviter avec trop de soin l'oisiveté
et l'abandon à eux-mêmes. Les exercices
champêtres, les travaux de la campagne les
distraient plus puissamment que bien d'autres. *Lewis* veut qu'on ne voie, s'il est
possible, que des objets de son sexe ;

Nam non ulla magis vires industria firmat,
Quam venerem et cæci stimulos avertere amoris.
VIRG.

que les malades ne soient jamais absolument seuls, qu'on ne les laisse point se
livrer à leurs réflexions ; qu'on ne leur
permette ni lecture, ni aucune occupation
d'esprit ; ce sont autant de causes, dit-il,
qui épuisent les esprits, et qui retardent
la cure. Je ne penserois pas avec lui qu'on

dût absolument leur interdire toute lecture. On doit leur défendre de lire long-temps de suite, ne fût-ce qu'à cause de la foiblesse de leur vue ; on doit leur défendre toute lecture qui demanderoit de l'application ; on doit leur interdire sévèrement toutes celles qui pourroient rappeler à leur souvenir des idées, à leur imagination des objets dont il seroit à souhaiter qu'ils perdissent la mémoire ; mais il en est qui, sans fixer beaucoup l'attention, et sans pouvoir rappeler des images dangereuses les distraient agréablement, et préviennent les dangers terribles d'un ennui désœuvré.

Les Remèdes.

Je suivrai le même ordre que dans l'article précédent. J'indiquerai les remèdes qu'on doit éviter, avant que de parler de ceux qu'on doit suivre. J'ai déjà indiqué une première classe de ceux qu'on doit exclure ; ce sont ceux qui irritent, les remèdes chauds et volatils. Il y en a une seconde très-opposée, et également nuisible, les évacuants. J'ai déjà dit que les sueurs, la salivation, les urines abondantes épuisoient le malade. Je ne reparlerai pas de ces évacuations ; l'on sent que tous les remèdes qui les exciteroient, doivent être bannis : il reste à examiner la saignée, et les évacuations des premières voies. L'indication étant de redonner des forces, pour juger s'ils conviennent, il ne s'agit que de savoir si ces évacuations sont propres à la remplir. Je serai court. Il y a deux cas dans lesquels la saignée rétablit les forces, dans les autres elle les ôte ; ou quand on a trop de sang, ce n'est pas le cas des personnes en consomptions, ou quand le sang a aquis une densité inflammatoire qui, le rendant impropre à ses usages, détruit promptement les forces ; c'est la maladie des gens vigoureux, de ceux qui ont les fibres roides, et la circulation forte, nos malades sont précisément dans le cas contraire, la saignée ne peut que leur nuire. *Toutes les gouttes de sang*, dit GILCHRIST, *sont précieuses aux personnes qui sont en consomption ; la force assimilante qui le répare est détruite ; et ils n'en ont que ce qu'il leur faut pour soutenir la circulation très-foiblement* (1). LOBB, qui a très-bien ap-

____

(1) Où sea voyage, p. 117.

(204)

proprié les effets des évacuations, est positif. *Dans les corps*, dit-il, *qui n'ont que la quantité de sang nécessaire, si on la diminue par les saignées ou par les autres évacuations, on diminue les forces; on trouble les sécrétions, et on produit plusieurs maladies* (1). La façon dont *Senac* parle de la saignée, lui donne encore plus sûrement l'exclusion dans ce cas. *Si la matière dense ou rouge manque, les saignées sont inutiles ou pernicieuses; on doit donc les interdire aux corps exténués, dont le sang est en petite quantité ou a peu de consistance; quand il ne sort des vaisseaux qu'une liqueur qui à peine peut donner de la couleur au linge ou à l'eau* (2). L'on a vu que tel était l'état du sang des masturbateurs; et c'est généralement celui des personnes foibles et valétudinaires. Que ceux qui travaillent à les guérir par la saignée, comparent leur méthode à ce précepte fondé sur la théorie la plus éclairée, et les observations-pratiques les plus nom-

---

(1) A letter shewingt what, is the proper préparation of persons for inoculation, parag. 4.

(2) Traité du cœur, l. 4, c. 1., par. 2, t. 11 p. 263.

breuses et les mieux réfléchies, ce sont les bases de l'ouvrage dont je le tire, et qu'ils jugent des succès auxquels ils doivent s'attendre.

Les remèdes qui évacuent l'estomac for-fortifient, quand il se trouve dans ces parties, ou des amas de matières si considérables, que par leur masse elles gênent les fonctions de tous les viscères, ou quand il y a dans l'estomac et dans les premiers intestins des matières putrides, dont l'effet ordinaire est une grande foiblesse. Dans ces cas-là, on peut employer les évacuants, si rien ne les contr'indique, s'il n'y a point d'autres moyens de débarrasser l'estomac où s'il y a du danger à ne pas l'évacuer promptement. Ces trois conditions se trouvent rarement chez les personnes qui sont dans un état de consomption, chez lesquelles la foiblesse et l'atonie des premières voies est une contr'indication toujours présente aux purgatifs ou aux émétiques. Il y a le plus souvent un autre moyen d'en procurer l'évacuation successive, c'est d'employer les toniques non astringents : tels sont un grand nombre d'amers, qui, en redonnant du jeu aux organes, produisent le double bon effet de digérer ce qui peut l'être, et d'évacuer le superflu. Il y a enfin rarement

du danger à ne pas les évacuer promptement ;
ce danger a lieu quelquefois dans les maladies
aiguës ; l'âcreté des matières que la chaleur
augmente, et la prodigieuse réaction des
fibres peuvent occasionner des symptômes violents, qui n'ont jamais lieu dans
les maladies de langueur, dans lesquelles
les évacuants proprement dits, ne sont
par-là même jamais, à beaucoup près,
aussi nécessaires, et sont, comme je l'ai
dit, très-souvent contr'indiqués. La foiblesse,
le manque d'action, sont la cause des amas ;
quand il s'en fait, qu'on les vide par un
purgatif, l'effet est dissipé ; mais la cause
qui l'a produit est considérablement augmentée ; l'on a reparé le mal existant et
celui que le remède a fait ; si l'on ne parvient pas à y remédier promptement, l'effet
se reproduit plus vîte qu'auparavant, et,
si l'on se laisse aller à employer de nouveau
les purgatifs, on augmente une seconde fois
le mal : l'on fait d'ailleurs contracter aux
intestins une paresse qui les empêche de faire
leurs fonctions ; l'on parvient au point de
ne plus avoir d'évacuations que par art ; en
un mot les purgatifs, dans les embarras des
premières voies, chez les personnes foibles,
ne produisent une diminution dans l'effet

qu'en augmentant la cause, ne soulagent pour le moment, qu'en empirant la maladie. L'on ne suit cependant que trop cette méthode ; les malades l'aiment, elle paroît plus prompte, et effectivement, pourvu que la chute des forces ne soit pas trop considérable, ils se trouvent soulagés pour peu de jours : le mal, il est vrai, revient, mais on aime mieux l'attribuer a l'insuffisance qu'à l'opération du remède, auquel on s'affectionne ; d'ailleurs, les malades sont pour le soulagement présent, et peu de Médecins ont le courage de s'y opposer : il est cependant bien important en médecine comme en morale, de savoir sacrifier le présent à l'avenir, la négligence de cette loi peuple le monde de malheureux et de valétudinaires. Il seroit à souhaiter que l'on pût inculquer à tant de Médecins et à tant de malades, le beau morceau qu'on trouve dans la Pathologie de *Gaubius*, sur tous les maux que cet abus des purgatifs entraîne (1).

N'y a-t-il point de cas, dira-t on, dans lesquels les émétiques et les purgatifs puissent être admis pour les malades dont je

---

(1) Parag. 484.

parle ? Sans doute, il en est quelques-uns, mais très-rares ; et il faut bien de l'attention pour ne pas se laisser tromper aux signes qui paroissent indiquer les évacuants, et qui souvent dépendent d'une cause qu'on doit attaquer par tous autres remèdes. Je n'entrerai point dans les détails de ces distinctions, il seroit hors de place ; et il me suffit d'avoir averti que les évacuants devoient rarement avoir lieu dans cette maladie. *Lewis* croit qu'un émétique doux peut préparer utilement l'estomac pour les autres remèdes, mais il ne veut pas qu'on aille au-delà : plusieurs cas m'ont appris qu'on pouvoit et qu'on devoit très-souvent s'en passer ; et j'ai rapporté plus haut deux observations de *Hoffmann*, qui prouvent tout le danger de ce remède. Sans expérience, le seul bon sens persuade qu'un remède qui donne des convulsions, doit peu convenir dans des maladies qui sont l'effet des convulsions réitérées.

C'est en combattant la cause qu'on détruit le mal ; pour peu qu'on en enlève chaque jour, on est sûr que l'effet disparoîtra sans crainte de retour. Si l'on n'agit que sur l'effet, le travail de chaque jour est non-seulement inutile au jour suivant, mais presque toujours nuisible.

(209)

Après avoir indiqué ce qu'on doit éviter, que doit-on faire ? J'ai marqué plus
haut les caractères que doivent avoir les
remèdes ; fortfier sans irriter. Il en est
quelques-uns qui peuvent remplir ces deux
indications : cependant le catalogue n'en
est pas long, et les deux plus efficaces
sont, sans contredit, *le quinquina et les
bains froids*. Le premier de ces remèdes est,
depuis près d'un siècle, regardé, indépendamment de sa vertu fébrifuge, comme l'un
des plus puissants fortifiants, et comme cal-
mant. Les médecins modernes les plus célèbres le regardent comme spécifique dans les
maladies des nerfs. L'on a vu qu'il entroit
dans l'ordonnance de *Boerhaave*, rapportée
plus haut ; et *Vandermonde* s'en est servi
avec beaucoup de succès dans le traitement
d'un jeune homme que des débauches en
femmes avoient jeté dans un état très-fâcheux (1). *Lewis* le préfère à tous les
autres remèdes ; et M. *Stehelin*, dans la lettre

---

(1) Recueil périodique d'observations de Médecine, etc. t. 6, p. 65. L'on trouve, dans le
second volume de ce même Ouvrage, la description d'une maladie produite par la même
cause, qui mérite d'être lue.

dont j'ai déjà parlé plusieurs fois , dit qu'il le croit le plus efficace de tous.

Vingt siècles d'expériences exactes et raisonnées ont démontré que les bains froids possédoient les mêmes qualités. Le Docteur *Baynard* en a prouvé l'usage plus particulièrement dans les désordres produits par la masturbation et les excès vénériens; surtout dans un cas où , indépendamment de l'impuissance et d'une gonorrhée simple , il y avoit une si grande foiblesse , augmentée , il est vrai, par les saignées et les purgatifs , qu'on regardoit le malade comme au bord du tombeau (1).

Lewis ne craint pas d'affirmer encore plus positivement leur efficacité : *de tous les remèdes , dit-il, soit internes , soit externes , il n'y en a aucun qui égale les bains froids. Ils rafraîchissent, ils fortifient les nerfs, et ils aident la transpiration plus efficacement qu'aucun remède intérieur ; bien ménagés , ils sont plus efficaces dans la consomption dorsale que tous les autres remèdes pris ensemble* (2). L'on

---

(1) SYNCHRONISME or the history of cold bathing: p. 254 , 281.
(2) Pag. 136.

doit même remarquer que les bains froids
ont, comme je l'ai déjà dit de l'air, un
avantage particulier ; c'est que leur action
dépend moins de la réaction, c'est-à-dire,
des forces de la nature, que celle des autres
remèdes ; ceux-ci n'agissent presque que sur
le vivant, les bains froids donnent du ressort
même aux fibres mortes.

L'union du quinquina et des bains froids
est indiquée par la parité de leurs vertus ;
ils opèrent les mêmes effets, et, étant com-
binés, ils guérissent des maladies que tous
les autres remèdes n'auroient fait qu'em-
pirer. Fortifiants, sédatifs, fébrifuges, ils
redonnent les forces, diminuent la chaleur
fébrile et nerveuse, et calment les mouvemens irréguliers, produits par la disposition
spasmodique du genre nerveux. Ils remédient à la foiblesse de l'estomac, et dissipent
très-promptement les douleurs qui en sont
la suite. Ils redonnent l'appétit ; ils facilitent
la digestion et la nutrition ; ils rétablissent
toutes les sécrétions, et surtout la transpiration ; ce qui les rend si efficaces dans toutes
les maladies catarrhales et cutanées ; en un
mot, ils remédient, à toutes les maladies
causées par la foiblesse, pourvu que le
malade ne soit attaqué ni d'obstructions

indissolubles , ni d'inflammations., ni d'abs-
cès ou d'ulcères internes ; conditions qui
n'excluent , même nécessairement , ou presque nécessairement , que les bains froids ,
mais qui permettent souvent le quinquina.

J'ai vu , il y a quelques années , un étranger , âgé de vingt-trois ou vingt-quatre ans ,
qui , dès sa plus tendre enfance , étoit tourmenté par des maux de tête cruels , et presque continus, vu la fréquence et la longueur
des accès, qui étoient toujours accompagnés
d'une perte totale de l'appétit. Le mal avoit
considérablement empiré par l'usage des
saignées , des évacuants , des eaux purga-
tives , des bains chauds , des bouillons , et
d'une foule d'autres remèdes. Je lui ordonnai
les bains froids et le quinquina. Les accès
devinrent en peu de jours plus foibles et
beaucoup moins fréquents : le malade , au
bout d'un mois , se crut presque radicalement guéri ; la cessation des remèdes et
la mauvaise saison renouvelèrent les accès ,
mais infiniment moins violemment qu'auparavant ; il recommença la même cure
au printemps suivant , et la maladie vint
à être si légère qu'il crut n'avoir plus besoin
de rien. Je suis persuadé que les mêmes
secours réitérés une ou deux fois , le gué-
riront radicalement.

(213)

Un homme de vingt-huit ans étoit désolé depuis bien des années, par une goutte irrégulière qui se jetoit toujours à la tête, et occasionnoit des désordres effrayants sur le visage ; il avoit consulté plusieurs médecins, et essayé des remèdes de plusieurs espèces ; depuis peu un vin médécinal, composé des aromates les plus pénétrants, infusés dans le vin d'Espagne ; tous, et surtout le dernier, avoient augmenté le mal ; l'on avoit appliqué des vésicatoires aux jambes qui occasionnoient des symptômes violents, et ce fut à cette époque que je fus mandé. Je lui conseillai une forte décoction de quinquina et de camomille, qui continua pendant six semaines, et qui lui redonna plus de santé qu'il n'en avoit eu depuis bien des années. Il seroit inutile de rapporter un plus grand nombre d'exemples, surtout étrangers à la matière, pour prouver la vertu fortifiante de ces remèdes si bien démontrés depuis long-temps, et dont tout indique l'usage dans cette maladie, usage dont les plus heureux succès ont confirmé l'utilité.

Quand j'ai employé le quinquina en forme liquide, j'ai ordonné la décoction d'une once avec douze onces d'eau, ou, suivant l'indication, de vin rouge, cuit pendant deux heures dans un vaisseau bien fermé pour en prendre trois onces trois fois par jour. Je place les bains froids le soir, quand la digestion du dîner est entièrement finie ; ils contribuent à procurer un sommeil tranquille. J'ai vu un jeune masturbateur qui passoit les nuits dans l'insomnie la plus inquiète, et qui étoit baigné tous les matins dans des sueurs coliquatives ; la nuit qui suivit le sixième bain, il dormit cinq heures, et se leva le matin sans sueur, et beaucoup mieux.

Les préparations ferrugineuses sont un troisième remède, trop employé dans tous les cas de foiblesse, pour qu'il soit nécessaire d'insister sur son efficacité comme fortifiant ; comme elles n'ont rien d'irritant, elles sont extrêmement appropriées à nos malades. On les donne ou en substance ou en infusion ; mais la meilleure préparation, ce sont les eaux martiales préparées par la nature, et surtout les eaux de Spa, l'un des plus puissans toniques qu'on connoisse, et un tonique qui, bien loin d'irriter, adoucit tout ce que les humeurs peuvent avoir de trop âcre. Les gommes, la myrrhe, les amers, les aromates les plus doux, sont aussi d'usage. Ce sont les circonstances qui doivent décider sur le choix entre ces différents remèdes. Les premiers que j'ai indiqués, méritent généralement la préférence ; mais il peut se trouver des cas qui en exigent d'autres ; on peut en général les choisir dans toute la classe des nervins, en prenant pour boussole dans ce choix les précautions que j'ai indiquées plus haut. C'est une maladie de nerfs, on doit la traiter comme telle, et souvent on l'a fait, et on a réussi sans en connoître la cause ; il est vrai, et des observations incontestables me l'ont démontré, que l'ignorance de cette cause, et par-là même la négligence des précautions qu'elle exige, a d'autres fois rendu infructueux les traitemens les mieux indiqués en apparence, sans que les Médecins pussent pénétrer la cause de ce peu de succès.

J'ordonnai au jeune homme, dont le cas est décrit dans un fragment de ses lettres (p. 34), des pilules dont la myrrhe faisoit la base, et une décoction de quinquina, qui eurent le plus heureux succès (1). *Je*

____

(1) R. Myrrh. elect. unc. ss. gum. galban. extr. trifol. fibr. terr. Japon. aa. dr. 2. Str. Cort. aur.

m'apperçois chaque jour, m'écrivoit-il
seize jours après avoir commencé ces remèdes, *du grand bien qu'ils me font; mes
maux de tête ne sont plus ni si fréquens,
ni si violents; je ne les ai plus que lorsque
je m'attache trop; l'estomac va mieux;
je n'ai plus que rarement les douleurs dans
les membres.* Au bout d'un mois sa guérison fut complète, à cela près qu'il n'a-
voit pas, et n'aura peut-être jamais les
forces qu'il auroit eues sans sa mauvaise
conduite. L'échec que la machine reçoit
dans le temps de l'accroissement, a des
conséquences qui ne se réparent point.
Puisse cette vérité être bien imprimée dans
l'esprit des jeunes gens! elle a été depuis
peu fortement prêchée. *La jeunesse,* dit
Linée, *est un temps important pour se
former une santé robuste. Rien n'est plus
à craindre que l'usage prématuré ou excessif des plaisirs de l'amour: il en naît*

---

q s. f. pil. gr. III sept. une heure avant le dé-
jeûner, le dîner et le souper, avec trois onces
de la boisson R. cort. peruv. unc. 2. Cort. rad.
capp. unc. 1. cinnam. acut. dr. II. limat. mort.
in nedul. lax. unc. ss. com. aq. font. lib. II. ss.
l. a. f. decoct.

*des foiblesses dans la vue, des vertiges,
la diminution de l'appétit, et même l'affoiblissement de l'esprit et de la raison.
Un corps énervé dans la jeunesse, n'en
revient plus; sa vieillesse est prompte et
infirme, et sa vue courte* (1). Seize cents
aus avant ce grand Naturaliste, *Plutarque*,
dans son bel ouvrage sur l'éducation des
enfans, avoit recommandé la formation de
leur tempérament comme une chose extrêmement importante. *L'on ne doit,* dit-
il, *négliger aucun des soins qui peuvent
contribuer à l'élégance et à la force du
corps* (les excès dont je traite, nuisent autant à l'une qu'à l'autre); *car,* ajoute-t-il,
*le fondement d'une vieillesse heureuse,
c'est une bonne constitution dans la jeunesse; la tempérance et la modération à cet
âge, sont un passe-port pour vieillir heureusement* (2).

A l'observation précédente, dont le
succès paroît dû au quinquina, j'en join-

----

(1) Ce morceau est tiré d'une Dissertation
de cet illustre Naturaliste sur les fondements de
la santé. Voyez Mercure Danois, Juillet 1758,
p. 95

(2) De puerorum institut, ch. 10.

drai une autre dans laquelle les bains
froids furent le principal remède. Un
jeune homme d'un tempérament bilieux,
instruit au mal dès l'âge de dix ans,
avoit toujours été dès ce temps-là foible,
languissant, cacochyme ; il avoit eu quelques maladies bilieuses qui avoient eu
beaucoup de peine à se guérir ; il étoit extrêmement maigre, pâle, foible, triste. Je
lui ordonnai les bains froids, et une poudre
avec la crême de tartre, la limaille de fer,
et très-peu de canelle, dont il prenoit trois
fois par jour. Dans moins de six semaines,
il acquit une force qu'il n'avoit jamais connue auparavant.

Un grand avantage des eaux de Spa et du
quinquina, c'est que leur usage fait passer
le lait. Les eaux de Spa partagent cet avantage avec quelques autres eaux. L'on a vu
plus haut que *Hoffmann* ordonnoit le
lait d'ânesse avec un tiers d'eau de Selter. M.
de la Meurie nous a conservé une belle
observation de *Boerhaave. Ce Duc aimable*,
je traduis mot à mot, *s'étoit mis hors du
mariage ; je l'ai remis dedans par l'usage
des eaux de Spa avec le lait* (1).

____

(1) Supplément à l'Ouvrage de Pénélope,

(219)

La foiblesse de l'estomac, qui rend la digestion trop lente, les acides, le peu d'activité de la bile, les engorgemens dans les visères du bas-ventre, sont les principales causes qui empêchent la digestion du lait, et qui n'en permettent pas l'usage. Les eaux, qui remédient à toutes ces causes, ne peuvent qu'en faciliter la digestion; et le quinquina qui remplit les mêmes indications, doit aussi se marier très-bien avec le lait. L'on peut employer ces remèdes, ou avant, pour préparer les voies, ce qui est presque toujours nécessaire, ou en même temps.

Je rétablis parfaitement en 1753, un étranger, qui s'étoit tellement épuisé avec une courtisane, qu'il étoit incapable d'un acte de virilité : son estomac étoit aussi extrêmement affoibli, et le manque de nutrition et de sommeil l'avoient réduit à une grande maigreur. A six heures du matin il prenoit six onces de décoction de quinquina, à laquelle on ajoutoit une cuillerée de vin de Canarie, une heure après, il prenoit dix onces de lait de chèvre qu'on venoit de tirer, et auquel on ajoutoit un peu

---

ch. I. p. 35. Amabilis ille Dux se posuerat extra matrimonium; ego illum reposui intra.

de sucre , et une once d'eau de fleur d'orange. Il dînoit d'un poulet rôti froid , du pain ,
et d'un verre d'excellent vin de Bourgogne ,
avec autant d'eau. A six heures du soir , il
prenoit une seconde dose de quinquina ; à six
heures et demie , il entroit dans un bain froid ,
dans lequel il restoit dix minutes , au sortir
duquel il entroit dans son lit. A huit heures
il reprenoit la même quantité de lait , et il se
levoit depuis neuf jusqu'à dix. Tel fut l'effet
de ces remèdes , qu'au bout de huit jours il
me cria avec beaucoup de joie , quand j'en-
trai dans sa chambre , qu'il avoit recouvré *le
signe extérieur de la virilité* , pour me servir
de l'expression de M. *Buffon*. Au bout d'un
mois , il avoit presqu'entièrement repris ses
premières forces.

Quelques poudres absorbantes , quelques
cuillerées d'eau de menthe , souvent la seule
addition d'un peu de sucre , quelques pilules , avec l'extrait de quinquina , peuvent
aussi contribuer à prévenir la dégénération
du lait. L'on pourroit aussi employer cette
gomme nouvellement introduite dans quelques endroits d'Angleterre , sous le nom de
gummi rubrum Gambiense, et sur laquelle on
trouve une petite dissertation dans l'excellente
collection que publie la nouvelle société de

(221)

Médecins formée à Londres (1); elle fortifie
et elle adoucit : ce sont les deux grandes indications dans les maladies dont il est question.

Enfin si, quelque soin qu'on prît, il étoit
impossible de soutenir le lait, on pourroit
essayer le lait de beurre ; je l'ai conseillé
avec succès à un jeune homme, pour lequel un principe d'hypocondrialgie me
faisoit craindre le lait entier. Les bilieux le
boivent avec plaisir, et s'en trouvent toujours bien ; on doit le préférer au lait,
toutes les fois qu'il y a beaucoup de chaleur, un peu de fièvre, une disposition
érésipélateuse, et il est surtout d'un très-
grand usage, quand les excès vénériens
produisent une fièvre aiguë, telle que celle
dont mourut *Raphaël*. Malgré la foiblesse,
les toniques nuiroient ; la saignée est dangereuse ; le fameux *Jonston*, mort Baron
de *Ziebendorf*, il y a plus de quatre-vingts
ans, l'avoit déjà défendue positivement
dans ce cas (1); les cures trop rafraîchissantes ne réussissent pas, comme *Vandermonde* le prouve, et comme je l'ai vu

____

(1) Médical observations. Aud. inquiries, I. p. 36.
(2) In febre ex venere cavendum à venæ sec-
tione Syntagma, l. 1, tit. 2, c. 1.

moi-même ; mais le lait de beurre réussit
très-bien, pourvu qu'il ne soit pas trop
gras. Il calme, il délaie, il adoucit, il dé-
saltère, il rafraîchit, et en même temps il
nourrit et il fortifie ; ce qui est bien important dans ce cas, dans lequel les forces
se perdent avec une promptitude dont on
n'a point d'idée. *Gilchrist*, qui ne fait
pas grand cas du lait dans l'éthisie, loue
extrêmement le lait de beurre dans la même
maladie (1).

Depuis la dernière édition de cet Ouvrage, faite il y a quatre ans, j'ai été
consulté par plusieurs personnes éner-
vées : quelques-unes ont été entièrement
guéries, un assez grand nombre considérablement soulagées ; d'autres n'ont rien
gagné ; et, quand le mal est parvenu à
un certain point, tout ce qu'on peut espérer, c'est que les remèdes arrêtent les progrès du mal : j'ai ignoré une partie des succès.

Le lait, dans presque toutes ces cures,
a été l'aliment principal : le quinquina, le
fer, les eaux martiales et le bain froid, ont
été les remèdes. J'ai mis quelques malades

____

(1) On sea voyage, p. 119.

entièrement au lait, d'autres n'en prenoient qu'une ou deux fois par jour.

Le malade, dont j'ai détaillé la maladie dans la Section V, où j'en ai promis le traitement, ne vécut, pendant trois mois, que de lait, de pain bien cuit, d'un ou deux œufs sortant du ventre de la poule, par jour, et d'eau fraîche, au moment où on l'apportoit de la fontaine. Il prenoit du lait quatre fois par jour; deux fois au sortir du pis, sans pain; deux fois chauffé, avec du pain. Le remède étoit un opiat, composé de quinquina, de conserve d'écorce d'orange, et de sirop de menthe. Il avoit l'estomac couvert avec un emplâtre aromatique : on lui frottoit tout le corps avec une flanelle tous les matins ; il prenoit le plus d'exercice qu'il pouvoit à pied et à cheval, et surtout il vivoit beaucoup en plein air. Sa foiblesse et ses maux de poitrine m'empêchèrent de lui conseiller les bains froids à cette époque. Le succès des remèdes fut tel, que les forces revinrent, l'estomac se rétablit; il put, au bout d'un mois, faire une lieue de chemin à pied ; les vomissements cessèrent entièrement ; les douleurs de poitrine diminuèrent considérablement, et il continue, depuis plus de trois ans, à être dans un état fort tolérable : il revint peu-à-peu aux aliments ordinaires, parce qu'il se dégoûta du lait.

Les parties génitales sont toujours celles qui recouvrent le plus lentement leurs forces ; souvent même elles ne les recouvrent point ; quoique le reste du corps paroisse avoir recouvré les siennes, l'on peut prédire à la lettre, dans ce cas, que la partie qui a péché, sera celle qui mourra.

J'ai toujours trouvé plus de facilité à guérir ceux qui se sont épuisés par de grands excès en peu de temps, dans l'âge fait, que ceux qui se sont épuisés à la longue par des pollutions plus rares, mais commencées dans la première jeunesse, et qui ont empêché leur accroissement, et ne leur ont jamais laissé acquérir toutes leurs forces. On peut envisager les premiers comme ayant eu une maladie très-violente qui a consumé toutes leurs forces ; mais les organes ayant acquis toute leur perfection, quoiqu'ils aient beaucoup souffert, la cessation de la cause, le temps, le régime, les remèdes peuvent les rétablir. Les seconds n'ont jamais laissé former leur tempérament ; comment le rétabliroient-ils ? Il faudroit que l'art opérât dans l'âge de maturité, ce qu'ils ont empêché la nature d'opérer dans l'enfance et dans la puberté : on sent combien cet espoir est chimérique ; et les observations me prouvent tous les jours que les jeunes gens qui se sont livrés à cette souillure dans l'enfance, à l'époque du développement de la puberté, époque qui est une crise de la nature, pour laquelle toutes ses forces lui sont nécessaires : l'observation me prouve, dis-je, que ces jeunes gens ne doivent point espérer d'être jamais vigoureux et robustes, et ils sont très-heureux quand ils peuvent jouir d'une santé médiocre, exempte de grandes maladies et de douleurs.

Ceux qui ne se repentent que tard, dans un âge où la machine se conserve, quand elle est bien montée, mais où elle ne répare que péniblement, ne doivent pas non plus avoir de grandes espérances : au-dessus de quarante ans, il est rare de rajeunir.

Quand j'ordonne le quinquina avec du vin, je ne fais pas vivre uniquement de lait, mais je fais prendre le remède le matin, et du lait le soir. J'ai trouvé quelques malades pour lesquels il a fallu changer cet ordre : le vin pris le matin les faisoit constamment vomir.

Quand j'emploie les eaux minérales, j'en fais boire quelques bouteilles pures avant que de les mêler avec du lait.

Quand le mal est invétéré, il dégénère ordinairement en cacochymie, et il faut commencer par la détruire avant que de travailler au rétablissement des forces : c'est dans ce cas que les évacuants sont quelquefois indispensablement nécessaires, et opèrent très-efficacement. Les fortifiants, les nourrissants, le lait ordonné dans ces circonstances, jettent dans une fièvre lente, et le malade perd ses forces à proportion de l'usage qu'il en fait.

Quand des excès prompts jettent tout-à-coup dans des foiblesses si considérables, qu'on a lieu de craindre pour la vie du malade, il faut recourir aux cordiaux actifs, donner du vin d'Espagne, avec un peu de pain, des bouillons succulents, avec des œufs frais ; mettre le malade au lit, et lui appliquer sur l'estomac des flanelles trempées dans du vin chauffé avec de la thériaque.

Dans les cas où les excès vénériens ont occasionné une fièvre aiguë, on ne doit employer la saignée que quand elle est indiquée par la plénitude et la dureté du

pouls : et il vaut mieux en faire deux petites qu'une grande. La décoction blanche,
de l'eau d'orge avec un peu de lait, quelque prise de nitre , des lavements avec
une décoction de fleurs de bonhomme ,
quelques bains de pieds tiédes , et pour
nourriture des bouillons de veau farineux ,
sont les remèdes véritablement indiqués ,
et ceux qui ont réussi très-promptement
dans les cas où je les ai employés.

Les symptômes demandent rarement un
traitement particulier , et ils cèdent au traitement général. On peut cependant joindre
quelquefois les fortifiants externes aux fortifiants internes quand on veut fortifier plus
particulièrement une partie ; et j'ai souvent
conseillé , avec succès , des épithêmes , ou
des emplâtres aromatiques sur l'estomac ,
et il n'est pas inutile d'envelopper les testicules dans une fine flanelle trempée dans
quelque liquide fortifiant , et de les soutenir par l'usage d'un suspensoir.

L'on peut placer ici ce que dit *Gotter* :
« J'ai quelquefois guéri la paralysie des yeux
» occasionnée par des excès vénériens , en
» employant les fortifiants internes , et
» des poudres nasales céphaliques , qui ,
» par l'irritation légère qu'elles produi-

» soient , déterminoient un plus grand
» afflux des esprits animaux sur le nerf
» optique (1). »

Il seroit inutile d'entrer dans de plus grands
détails sur la cure; quelqu'étendue que je
leur donnasse, ils ne pourroient jamais servir
à guider les malades sans le secours d'un
médecin, pour lequel ils seroient superflus.
Je me suis plus étendu sur le régime, parce
que, quand le mal n'a pas fait de grands
progrès, joint à la cessation de la cause, il
peut seul opérer la guérison , et que chacun peut s'y astreindre sans aucun danger. Il ne me resteroit, pour terminer
cette partie, qu'à joindre la cure préser-
vatoire : j'ai senti que cet article manquoit
à la première édition de cet ouvrage, et
que c'étoit un vide essentiel. Un homme
célèbre dans la république des lettres par
ses ouvrages et plus respectable encore
par ses talents, ses connoissances et ses
qualités personnelles, que par son nom
et par les emplois qu'il remplit si dignement dans une des premières villes de
Suisse , *Iselin*, secrétaire d'état à Basse,
(il voudra bien me premettre de le nom-

____

(1) De perspir insensib. p. 514, 515.

mer), m'a fait sentir ce vide d'une manière bien polie. Je rapporterai le fragment de sa lettre avec d'autant plus de plaisir, qu'il marque précisément ce qu'il faudroit faire. *Je souhaiterois*, m'écrit-il, *voir de votre main un ouvrage dans lequel vous expliqueriez les moyens les plus sûrs et les moins dangereux, par lesquels les parents, pendant le temps de l'éducation, et les jeunes gens, lorsqu'ils sont abandonnés à leur propre conduite, pourroient le mieux se préserver de cette violence des désirs, qui les porte à des excès dont naissent des maladies si horribles, ou à des désordres qui troublent le bonheur de la société, et le leur propre. Je ne doute pas qu'il n'y ait une diète qui favorise particulièrement la continence. Je crois qu'un ouvrage qui nous l'enseigneroit, joint à la description des maladies produites par l'impureté, vaudroit les meilleurs traités de morale sur cette matière.*

Il a, sans doute, bien raison; rien ne seroit plus important que cette addition qu'il désire; mais rien de plus difficile en la séparant des autres parties de l'éducation, non-seulement médecinale, mais morale. Pour traiter cet article à part,

si l'on vouloit le traiter bien, il faudroit
établir un grand nombre de principes,
qui prolongeroient beaucoup trop ce petit
Ouvrage, et qui lui sont d'ailleurs très-
étrangers. Quelques préceptes généraux,
isolés des principes et des divisions nécessaires, non-seulement seroient peu utiles,
mais pourroient même devenir dangereux;
ainsi il vaut mieux renvoyer ce traité à
faire partie d'un plus considérable sur
les moyens de former un bon tempérament,
et de donner aux jeunes gens une santé
ferme; matière qui, quoique traitée par
d'habiles gens, n'est pas encore épuisée,
tant s'en faut, et sur laquelle il y a une foule
de choses extrêmement importantes à ajouter, aussi bien que sur les maladies de cet âge.
Ainsi, malgré moi, je ne toucherai point
ici cet article. Tout ce que je puis dire,
c'est que l'oisiveté, l'inaction, le trop long
séjour au lit, un lit trop mou, une diète
succulente, aromatique, salée, vineuse,
les amis suspects, les ouvrages licencieux,
étant les causes les plus propres à porter
à ces excès, on ne peut les éviter avec trop
de soin. La diète est surtout d'une extrême importance, et l'on n'y fait pas assez
d'attention. Ceux qui élèvent les jeunes gens,

devroient avoir présente la belle observation de S. Jérôme : *les forges de Vulcain, les volcans du Vésuve, et le mont Olympe, ne brûlent pas de plus de flammes que les jeunes gens nourris de mets succulents et abreuvés de vin.* MENJOT, l'un des médecins de Louis-le-Grand, dès le milieu jusqu'à la fin du siècle dernier, parle de femmes que l'excès d'hypocras jeta dans une extase vénérienne. L'usage du vin et des viandes est d'autant plus fâcheux, qu'en augmentant la force des aiguillons de la chair, il affoiblit celle de la raison, qui doit leur résister. *Le vin et les viandes hébétent l'âme,* dit PLUTARQUE dans son Traité *du manger des viandes,* ouvrage qui devroit être généralement lu. Les plus anciens médecins avoient déjà connu l'influence du régime sur les mœurs; ils avoient l'idée d'une médecine morale; et *Galien* nous a laissé, sur cette matière, un petit ouvrage qui est peut-être ce que l'on a de mieux jusqu'à présent. L'on sera convaincu, après l'avoir lu, de la réalité de sa promesse. « Que ceux qui nient que la » différence des aliments rend les uns tem- » pérants, les autres dissolus ; les uns chas- » tes, les autres incontinents ; les uns coura-

(232)

» geux , les autres poltrons ; ceux-ci doux ,
» ceux-là querelleurs ; d'autres modestes,
» les derniers présomptueux ; que ceux,
» dis-je , qui nient cette vérité, viennent
» vers moi , qu'ils en suivent mes conseils
» pour le manger et pour le boire , je leur
» promets qu'ils en retireront de grands
» secours pour la philosophie morale ; ils
» sentiront augmenter les forces de leur
» âme ; ils acquerront plus de génie , plus
» de mémoire , plus de prudence, plus de
» diligence. Je leur dirai aussi quelles bois-
» sons , quels vents , quelle température de
» l'air , quels pays ils doivent éviter , ou
» choisir (1) ». *Hyppocrate*, *Platon*, *Aris-*
tote, *Plutarque*, nous avoient déjà laissé
de très-bonnes choses sur cette importante
matière ; et, parmi les ouvrages qui nous
restent du Pythagoricien *Porphyre*, ce zélé
anti-chrétien du troisième siècle, il y en a
un de *l'abstinence des viandes*, dans lequel
il reproche à *Firmus Castricius*, à qui il
l'adresse, d'avoir quitté la diète végétale,
quoiqu'il eût avoué qu'elle étoit la plus
propre à conserver la santé , et à faciliter

____

(1) Quod animi mores corporis temporamenta
sequantur, c. 9. CHARTERIUS, t. 5, p. 452.

l'étude de la Philosophie ; et il ajoute : depuis que vous mangez de la viande, votre expérience vous a appris que cet aveu étoit bien fondé. Il y a de très-bonnes choses dans cet ouvrage.

Le préservatif le plus efficace, le seul infaillible, c'est, sans contredit, celui qu'indique le grand homme qui a le mieux connu ses semblables, et toutes leurs voies ; qui a vu non-seulement ce qu'ils font, mais ce qu'ils ont été, ce qu'ils devroient être, et ce qu'ils pourroient encore devenir ; qui les a le plus véritablement aimés ; qui a fait les plus grands efforts en leur faveur ; qui s'est sacrifié pour eux, et qui en a été le plus cruellement persécuté. *Veillez avec soin sur le jeune homme ; couchez tout au moins dans sa chambre. Dès qu'il aura contracté cette habitude, la plus funeste à laquelle un jeune homme puisse être assujetti, il en portera jusqu'au tombeau les tristes effets ; il aura toujours le corps et le cœur énervés.* Je renvoie à l'ouvrage même pour lire tout ce qu'il y a d'excellent sur cette matière (1).

____

(1) Voyez de l'Éducation, t. 2, p. 232 t. 3, p. 235, etc.

La peinture du danger, quand on s'est
livré au mal, est peut-être le plus puissant
motif de correction ; c'est un tableau effrayant, bien propre à faire reculer d'horreur. Rapprochons-en les principaux traits.
Un dépérissement général de la machine,
l'affoiblissement de tous les sens corporels
et de toutes les facultés de l'âme ; la perte de
l'imagination et de la mémoire ; l'imbécili-
té, le mépris, la honte, l'ignominie qu'elle
entraîne après soi; toutes les fonctions trou-
blées, suspendues, douloureuses ; des maladies longues, fâcheuses, bizarres, dégoû-
tantes; des douleurs aiguës et toujours
renaissantes ; tous les maux de la vieillesse
dans l'âge de la force ; une inaptitude à toutes les occupations pour lesquelles l'homme
est né ; le rôle humiliant d'être un poids
inutile à la terre ; les mortifications auxx-
quelles il expose journellement ; le dégoût
pour tous les plaisirs honnêtes ; l'ennui,
l'aversion des autres et de soi, qui en est
la suite ; l'horreur de la vie, la crainte
de devenir suicide d'un moment à l'autre ;
l'angoisse pire que les douleurs ; les remords pires que l'angoisse, remords qui,
croissant journellement, et prenant sans
doute une nouvelle force quand l'âme n'est

plus affoiblie par les liens du corps, serviront peut-être de supplice éternel, et de feu qui ne s'éteint point ; voilà l'esquisse du sort réservé à ceux qui se conduiront comme s'ils ne le craignoient pas.

Avant que de quitter l'article du traitement, je dois avertir les malades (et cet avis regarde également tous ceux qui ont des maladies chroniques, surtout quand elles sont accompagnées de foiblesse) qu'ils ne doivent point espérer que l'on puisse réparer dans quelques jours des maux qui sont le produit des erreurs de quelques années. Ils doivent s'attendre aux ennuis d'une cure longue, et s'astreindre scrupuleusement à toutes les règles du régime : si quelquéfois elles paroissent minutieuses, c'est parce qu'ils ne sont pas en état d'en sentir l'importance ; et il faut qu'ils se répètent sans cesse que l'ennui de la cure la plus rigide, est fort inférieur à celui de la maladie la plus légère. Qu'il me soit permis de le dire, si l'on voit des maladies curables qui ne guérissent point, parce qu'elles sont mal traitées, l'on en voit ici aussi un grand nombre que l'indocilité du malade rend incurables, malgré les secours les mieux indiqués de la part du médecin. *Hyppocrate* exigeoit, pour mieux s'assurer du succès, que le malade, le médecin et les assistants fissent également leur devoir : si ce concours étoit moins rare, les issues heureuses seroient plus fréquentes. *Que le malade* dit Aretée, *soit courageux, et qu'il conspire avec le médecin contre la maladie* (1). J'ai vu les maladies les plus rebelles céder à l'établissement de cette harmonie ; et des observations très-récentes m'ont démontré que la férocité même des maladies cancéreuses, cédoit à des cures ordonnées peut-être avec quelque prudence, mais surtout exécutées avec une docilité et une régularité dont les succès font l'éloge.

______

(1) De diut. morb. l. 1. proëm. p. 27.

ARTICLE IV.

MALADIES ANALOGUES.

SECTION XI.

Les pollutions nocturnes.

J'ai montré les dangers d'une évacuation trop abondante de semence par les excès vénériens et par la masturbation, et j'ai dit, au commencement de cet ouvrage, qu'elle se perdoit aussi par les pollutions nocturnes dans des songes lascifs, et par cet écoulement connu sous le nom de gonorrhée simple; j'examinerai brièvement ces deux maladies.

Telles sont les lois qui unissent l'âme avec le corps, que, lors même que les sens sont enchaînés par le sommeil, elle s'occupe des idées qu'ils lui ont transmises pendant le jour.

> Lec quæ in vitâ usurpunt homines, cogitant, curant vident,
> Quæque aiunt vigilantes agitantque, ea si cui in somno accidunt,
> Minus mirum est. Acc.

Une autre loi de cette union, c'est que sans troubler cet enchaînement des autres sens, ou, pour ôter toute équivoque sans leur rendre la sensibilité aux impressions externes, l'âme peut, dans le sommeil, faire naître les mouvements nécessaires à l'exécution des volontés que les idées dont elle s'occupe lui suggèrent. Occupée d'idées relatives aux plaisirs de l'amour, livrée à des songes lascifs, les objets qu'elle se peint produisent sur les organes de la génération les mêmes mouvements qu'ils y auroient produits pendant la veille, et l'acte se consomme physiquement, s'il se consomme dans l'imagination. L'on sait ce qui arriva à *Horace* dans un des gîtes de son voyage à Brindes.

> Hic ego mendacem stultissimus usque puellam
> Ad mediam noctem expecto : somnus tamen aufert
> Intentum veneri : tum immundo somnia visu
> Nocturnam vestem maculant ventremque supinum.

Ces organes, à leur tour irrités les premiers, ne réveillent quelquefois que l'imagination, et suscitent des songes qui se terminent comme les précédents.

Ces principes servent à expliquer les différentes espèces de pollutions.

La première est celle qui vient d'une surabondance de semence; c'est celle des gens à la force de l'âge, qui sont sanguins, vigoureux, chastes. La chaleur du lit venant à raréfier les humeurs, et la liqueur spermatique étant plus susceptible de raréfaction qu'une autre, les vésicules irritées entraînent l'imagination, qui, dénuée des secours qui lui feroient voir l'illusion, s'y livre toute entière : l'idée du coït en produit l'effet dernier, l'éjaculation. Dans ce cas cette évacuation n'est point une maladie ; c'est plutôt une crise favorable, un mouvement qui débarrasse d'une humeur qui, trop abondante et trop retenue, pourroit nuire ; et, quoique quelques médecins, qui n'ajoutent foi qu'à ce qu'ils ont vu, l'aient nié, il n'en est pas moins vraï que cette liqueur peut, par son abondance, produire des maladies différentes du priapisme ou de la fureur utérine.

Un médecin respectable par son savoir et

par son âge, qui a suivi long-temps les armées autrichiennes en Italie, m'a dit avoir remarqué que ceux des soldats Allemands qui n'étoient pas mariés, et qui vivoient sagement, étoient souvent attaqués d'épilepsie, de priapisme, ou de pollutions nocturnes ; accidents qui venoient d'une sécrétion trop abondante de semence, et peut-être de ce qu'elle avoit plus d'âcreté dans un climat plus chaud que leur patrie, et où la diète est plus succulente.

Le docteur *Jacques*, que j'ai déjà cité ailleurs, avoit fait une Thèse (1) sur les maladies produites par la privation du plaisir vénérien. M. *Renéaume* en a fait une autre sur *la virginité claustrale*, dont l'objet est le même.

Enfin, sans parler de quelques autres, M. *Gaubius* met la continence excessive dans la classe des causes des maladies. Il

______

(1) Il est bon de remarquer que la Thèse de M. Jacques ne fut point soutenue; il y eut un Arrêt de défense du Parlement. M. de la Mettrie traduisit cette Thèse en françois, ou plutôt la fit imprimer, car elle étoit déjà traduite, et l'inséra dans cette satyre cruelle et odieuse des médecins de Paris ; ouvrage qui fait autant de tort à la vérité qu'à son esprit.

est rare, dit-il, qu'elle produise quelques
maux ; on l'a vue cependant dans quelques
hommes nés avec beaucoup de tempérament, et qui forment beaucoup de semence,
et dans quelques femmes (1); il fait ensuite l'énumération de ces maux. L'on ne
doit donc point en nier l'existence, mais
l'on peut en affirmer la rareté, surtout
dans ce siècle, qui paroît être celui de la
foiblesse, et l'on se trompe tous les jours,
en attribuant indistinctement à cette cause
toutes les maladies qui attaquent les personnes nubiles du sexe, et en leur conseil-
lant le mariage pour tout remède, remède
souvent mal indiqué, et souvent nuisible, parce qu'il ne peut pas détruire les
vices qui entretenoient la maladie, et
qu'il ne fait qu'ajouter aux maux passés,
ceux que la grossesse et les couches produisent ordinairement dans les personnes lan-
guissantes. Je reviens aux pollutions.

L'on a vu que la première espèce, produite par une surabondance de semence
qu'elle évacue, n'étoit pas un mal en elle-
même, mais elle peut le devenir en revenant trop fréquemment, et lors même qu'il

____

(1) Institutiones patologicæ, parag. 563.

n'y a plus de surabondance nuisible. J'ai déjà observé qu'une évacuation disposoit à une suivante, tant est grande la force de l'habitude, qui consiste en ce que la réitération des mouvements les rend plus faciles, et qu'ils se produisent par la plus légère cause ; observation d'une grande utilité pour l'intelligence de l'économie animale, sur laquelle *Galien*, et surtout M. *Maty* (1), ont dit d'excellentes choses, mais qui n'a cependant pas encore été pleinement traitée ; et il en resulte cet inconvénient, c'est que les évacuations en deviennent une suite, indépendamment du besoin, et lors

---

(1) GALENUS, libro de consuetudinibus. CHARTER, t. 6, p. 541.

M. MATY, dissertatio de consuetudinibus efficacia in corpus humanum, Leid, 1740 M. PUJATI a aussi donné de très-bonnes réflexions sur cette matière dans son traité de la diète des fièvreux, pag. 57, etc. Les Métaphysiciens qui paroissent l'avoir mieux saisie sont M. LOKE, Essai, etc. l. 2, c. 32. M. DE CONDILLAC, Traité des animaux, p. 2, c. 2. et 9 ; l'Auteur anonyme des élémens de psycologie, c. 61. 62, 63, 64 Je connois un homme qui, ayant été éveillé, il y a plus de vingt ans, à une heure après minuit, par le bruit d'un incendie, s'est constamment réveillé toutes les nuits, dès cette époque, précisément à la même heure.

même qu'il n'existe pas. Alors elles sont
très-fâcheuses, et elles ont tous les dangers
de l'évacuation excessive procurée par d'autres moyens. *Satyrus*, surnommé *Grypalôpex*, demeurant à Thasus, eut, dès l'âge
de vingt-cinq ans, de fréquentes pollutions
nocturnes; quelquefois même la semence
s'écouloit pendant le jour. Il mourut de
consomption dans sa trentième année (1).

Zimmermann me parle d'un homme
d'un très-beau génie, à qui les pollutions
avoient fait perdre toute l'activité de son
esprit, et dont le corps étoit exactement
dans l'état décrit par *Boerhaave*. L'on a
vu, page 10, les maux que *Hoffmann*
observa après des pollutions. Les symptômes les plus ordinaires, quand le mal n'a
pas fait encore de bien grands progrès,
c'est un accablement continuel; plus considérable le matin, et de vives douleurs de
reins. L'on me consulta, il y a quelques
mois, pour un vigneron âgé de cinquante
ans, très-robuste auparavant, et que des
pollutions fréquentes depuis trois ou quatre
mois avoient si prodigieusement affoibli,
qu'il ne pouvoit travailler que quelques
heures par jour, souvent même il en étoit

______

(1) Epidem l. 6, s. 8, n. 52. FOES. 1201.

empêché par des douleurs de reins qui le retenoient au lit, et il maigrissoit journellement. Je donnai quelques conseils, dont j'ai ignoré l'exécution et l'effet.

J'ai connu un homme devenu sourd pendant quelques semaines, après un long rhume négligé, qui, quand il avoit une pollution nocturne, étoit beaucoup plus sourd le lendemain, avec beaucoup de malaise ; et un autre affoibli par plusieurs causes, qui, après la pollution, se réveille dans un engourdissement si général, qu'il est comme paralytique pendant une heure, et fort abattu pendant plus de vingt-quatre.

L'on peut mettre dans cette première classe les pollutions de ceux qui, ayant été accoutumés à de fréquentes émissions, les suspendent tout-à-coup. Telles étoient celles d'une femme dont parle *Galien* ; elle étoit dans le veuvage depuis quelque temps, et la continence lui procuroit des maladies de l'utérus ; elle eut dans le sommeil, des mouvements des lombes, des bras et des jambes, qui étoient convulsifs, et qui furent accompagnés d'une émission abondante, de mucosités épaises avec la même sensation que dans le coït (1). Une danseuse fut

____

(1) De semine, l. 2. CHARTER, t. 3, p 213.

blessée par hasard près du sein gauche, fort
légèrement ; le chirurgien lui prescrivit une
diète assez sévère , et lui défendit des plaisirs dont elle étoit en usage de jouir souvent.
La troisième nuit de cette privation , à laquelle elle se soumit , en négligeant la diète ,
elle eut une pollution qui , revenant plusieurs fois toutes les nuits suivantes , la maigrissoit à vue d'œil , et lui causoit des violents maux de reins. La plaie ne laissoit pas
de guérir , et l'eût été tout-à-fait , si elle
s'étoit ménagée pour les aliments et la boisson. Le chirurgien , ferme dans ses principes, continuoit son interdiction , la saignoit
et la purgeoit. Ennuyée et affoiblie , elle
laissa les remèdes , reprit son ancien train ,
la foiblesse et les douleurs se dissipèrent bien
vîte.

Mais qu'on se garde bien de conclure de
cette observation, l'inutilité du précepte des
plus grands maîtres en chirurgie , qui , fondés sur d'autres observations , interdisent
sévèrement le coït aux blessés ; il n'y a point
de praticien qui n'ait pu se convaincre par
soi-même combien il leur est nuisible. J'en
rapporterai un seul exemple dans lequel la
masturbation fut mortelle , et dont *G. Fa-*
brice de Hilden nous a conservé l'histoire.

14.

Cosme Sotan avoit coupé la main à un jeune homme qui l'avoit eue meurtrie par un coup de feu ; comme il le connoissoit très-ardent, il lui défendit sévèrement tout commerce avec sa femme, qu'il avertit aussi du danger. Mais quand tous les accidents furent dissipés, et que la guérison étoit en bon train, le malade se sentant des désirs auxquels sa femme ne voulut pas répondre : il se procura, sans coït, une émission de semence, qui fut immédiatement suivie de fièvre, de délire, de convulsions, et d'autres accidents violents, dont il mourut au bout de quatre jours (1).

J'ai vu un jeune marié, qui, se jetant étourdiment du siége d'un cabriolet, tomba à côté ; la roue lui passa sur le pied, entre le talon et la cheville ; il n'eut ni fracture, ni luxation, mais une forte contusion ; se trouvant bien au bout de cinq jours, il se conduisit comme s'il n'eût point eu d'accident. Deux heures après toute la jambe enfla, avec des douleurs inouies, et une forte fièvre qui dura près de trente heures. Revenons.

Ce que j'ai dit au commencement de cette

---

(1) Observat. Chirurg. cent. 1, obs. 22.

section, sur la liaison entre les rêves et les idées dont l'âme s'est occupée pendant le jour, sert à expliquer pourquoi les masturbateurs sont si sujets aux pollutions nocturnes : leur âme, occupée pendant tout le jour d'idées vénériennes, se représente pendant la nuit les mêmes objets, et le songe lascif est suivi d'une évacuation qui est toujours prête à se faire, quand les organes ont acquis un degré considérable d'irritabilité.

Il est important de prévenir de bonne heure les progrès de l'habitude ; et, quelle que soit la première cause des pollutions, de ne pas les laisser invétérer. Quand elles ont duré long-temps, elles se guérissent très-difficilement. *Il n'y a point de maladie*, dit M. HOFFMANN, *qui tourmente plus les malades et donne plus de peine aux médecins, que des pollutions nocturnes qui ont duré long-temps, et qui sont devenues habituelles, surtout si elles reviennent tous les jours. L'on emploie les meilleurs remèdes presque toujours inutilement, souvent même ils font plus de mal que de bien* (1).

Tous les médecins qui ont écrit sur cette

______

(1). Conf. 102.

maladie, en ont dit la guérison très-difficile ;
et tous les médecins qui ont eu occasion de
la traiter, l'ont éprouvé eux-mêmes, et l'on
ne doit point en être surpris. A moins que
l'on ne pût redonner aux organes leur force,
ou diminuer leur irritabilité pendant le
temps qui s'écoule entre deux pollutions, ce
qui est impossible, ou prévenir tout-à-coup
le retour des songes lascifs, ce qui n'est pas
plus aisé, on doit être sûr que la pollution
reviendra, et quelle détruira presque tout
le bien que peut avoir opéré la petite quantité de remèdes qu'on a employée depuis la
dernière : on ne peut donc gagner d'une
pollution à l'autre qu'un infiniment petit,
et il faut en accumuler un grand nombre
avant que d'obtenir un effet sensible.

Cœlius Aurelianus a rassemblé tout
ce que les anciens on dit de mieux sur
le traitement. Il veut, 1°. que le malade
évite, autant qu'il est possible, toute
idée vénérienne ; 2°. qu'il soit couché
sur un lit de matière dure et rafraî-
chissante ; qu'il applique sur ses reins
une mince plaque de plomb ; qu'il applique sur toutes les parties qui sont le
siége de la maladie, des éponges trempées dans de l'eau et du vinaigre, ou des

choses rafraîchissantes comme les balaustes, l'acacia, l'hypociste, le psillium ; et 3°. qu'il ne fasse usage que d'aliments et de boissons qui rafraîchissent et qui resserrent. Il lui conseille 4°. les fortifians ; 5°. l'usage du bain froid ; 6°. de ne jamais se coucher sur le dos, mais toujours sur le côté ou sur le ventre. Ce conseil est plein de bonnes choses ; mais voyons plus distinctement quelle est l'indication qui se présente. C'est de diminuer la quantité de la semence et de prévenir les rêves.

La diète et le régime général sont beaucoup plus propres à la remplir que les remèdes. Les aliments les plus convenables sont ceux qui sont tirés du règne végétal, les légumes et les fruits. Parmi les viandes, celles qui contiennent le moins de substance. Dans l'une et l'autre classe, il faut faire choix de ceux qui n'ont aucune âcreté. L'on a déjà vu plus haut l'influence de ce régime sur la tranquillité du sommeil ; on ne peut trop le recommander aux personnes affligées de pollutions nocturnes, à qui cette tranquillité est si nécessaire. Elles doivent surtout renoncer au souper, ou au moins ne souper que très-légèrement ; cette seule attention contribue plus à opérer la guérison que tous les remèdes.

(250)

J'ai vu, il y a plusieurs années, un jeune homme qui avoit presque toutes les nuits une pollution nocturne, et qui avoit déjà eu quelque accès de *cochemar*. Un chirurgien-barbier lui ordonna de boire en se couchant quelques verres d'eau chaude, qui, sans diminuer les pollutions, augmentèrent la dernière maladie, les deux maux se réunirent et revinrent toutes les nuits ; le fantôme du cochemar étoit une femme qui occasionnoit en même temps la pollution. Affoibli par cette double maladie, et par la privation d'un sommeil tranquille, il marchoit à grands pas vers une consomption. Je lui ordonnai de ne prendre à souper qu'un peu de pain et quelques fruits crus, de souper de bonne heure, et de prendre, en entrant au lit, un verre d'eau fraîche avec quinze gouttes de liqueur anodine minérale d'Hoffmann. Il ne tarda pas à reprendre un sommeil tranquille ; les deux maladies se dissipèrent entièrement, et il recouvra bientôt ses forces.

Les viandes indigestes, et les viandes noires, surtout le soir, sont un véritable poison pour ce mal ; et, je le répète, sans la privation d'un souper, surtout animal, les autres remèdes ne sont d'aucune utilité.

Le vin, les liqueurs, le café nuisent par plusieurs endroits. La meilleure boisson est l'eau pure, sur chaque bouteille de laquelle on peut dissoudre avec succès une dragme de nitre. J'ai cependant vu, il n'y a pas long-temps, un malade à qui le nitre nuisoit, en lui procurant de plus fréquentes pollutions: j'attribuai ces effets à deux causes; l'une, c'est qu'il avoit les nerfs très-foibles, et dans ces tempéraments le nitre agit comme irritant; l'autre, c'est qu'il augmentoit considérablement les urines; la vessie se remplissoit plus promptement pendant la nuit, et l'on sait que la tension de la vessie est une des causes déterminantes des pollutions.

Le précepte que donne *Cælius* d'éviter les lits mous, est de la plus grande importance; il n'y faut point souffrir de plume; la paille seroit de beaucoup à préférer au crin, et j'ai vu quelques malades qui se sont bien trouvés de couvrir le matelas d'un cuir. Le conseil de ne pas se coucher sur le dos est également nécessaire; cette situation nuit, en contribuant à rendre le sommeil plus agité, et en échauffant davantage les parties génitales. Enfin, comme l'habitude a ici une très-grande influence , et qu'il importe de la rompre, l'observation suivante pourra fournir un moyen d'y réussir. Je la tiens d'un Italien respectable par ses vertus , et l'un des plus excellents hommes que je me rappelle d'avoir vus. Il me consultoit pour une maladie très-différente ; mais , afin de mieux m'instruire , il me fit toute l'histoire de sa santé. Il avait été incom—modé , cinq ans auparavant, de pollutions fréquentes qui l'épuisoient totalement. Il résolut fortement le soir de se réveiller au premier moment où une femme frapperoit son imagination , et s'occupa long-temps de cette idée avant que de s'endormir. Le re—mède eut le plus heureux succès ; l'idée du danger, et la volonté de se réveiller , unies étroitement la veille à l'idée d'une femme, se reproduisirent au milieu du sommeil en même temps que cette dernière ; il se ré—veilla à temps , et cette précaution réitérée pendant quelques soirs dissipa le mal.

Mais que ces deux derniers cas n'inspi—rent pas trop de sécurité ; il en est contre lesquels les meilleurs remèdes échouent; celui que *Hoffmann* rapporte (1) en est un

---

(1) Cas. 102.

exemple ; et l'on doit d'avance donner aux malades l'avis qu'il donnoit au sien ; c'est que, sans une longue persévérance dans l'usage des remèdes, on ne doit en attendre aucun effet, ou plutôt, dans ce cas où le régime est l'essentiel, ce n'est souvent qu'en l'observant long-temps qu'on peut éprouver un soulagement sensible. Si l'on emploie des remèdes, ils doivent être fondés sur la même indication que le régime. Il n'y a pas long-temps que j'ai vu une saignée assez abondante emporter le mal. Les poudres nitreuses, la limonade, les esprits acides, les laits d'amande peuvent être d'usage.

Hoffmann employa pour le masturbateur qui, après avoir quitté ses infamies, tomba dans des pollutions, la poudre suivante.

R. C. C. pphicè ppait. ossis sepiœ aa unc. S. succini cum instillat olei tartar. per deliquium ppat. dr. II. carcar. dr. I., dont il prenoit une dragme le soir avec de l'eau de cerises noires ; le matin les eaux de Selter et le lait ; pour boisson, une tisane de santal, de racines d'esquine, de chicorée, de scorsonère et de canelle. Moyennant ces secours, et une diète con-

venable, le malade guérit en quelques semaines. *Zimmermann* a guéri, par l'usage
de la même poudre, *des pollutions très-
fréquentes, suivies des langeurs ordinaires,
et qui avaient duré quelques années chez un
jeune homme de vingt-un ans.* Il n'est
pas aisé d'expliquer comment cette poudre, qui n'est qu'un simple absorbant,
fait du bien ; mais j'ai vu de bons effets
du camphre.

Une autre espèce de pollutions, ce sont
celles des hypocondriaques. La circulation chez eux se fait lentement, surtout
dans les veines du bas-ventre ; par-là
même les parties d'où elles rapportent le
sang sont souvent engorgées ; les nerfs
sont aisément mis en mouvement ; leurs
humeurs ont un caractère d'âcreté très-
propre à irriter ; leur sommeil est ordinairement troublé par des songes : voilà
bien des raisons de pollutions ; aussi ils
y sont extrêmement sujets. *L'imagination*, dit BOERHAAVE *produit souvent,
pendant le sommeil, des émissions de
semence. Les gens de lettres les plus
assidus, et les râteleux, sont sujets à cet
accident, et l'écoulement de la semence
est souvent si considérable, qu'ils tombent*

dans la plus grande maigreur (1). Cette maladie a pour eux des suites d'autant plus fâcheuses, qu'ils ne se livrent jamais à quelques excès dans ce genre, sans en être extrêmement incommodés. *Fleming* l'a heureusement exprimé :

Non veneri cerebro licet unquam impune litare.

Il n'y a qu'un moyen de curation, c'est d'attaquer la maladie principale. L'on commence par détruire les engorgements ; ensuite l'on emploie les bains froids, et cette salutaire écorce que Dieu veuille nous conserver, le quinquina. C'est alors véritablement le cas de ces deux puissants remèdes auxquels on peut quelquefois allier les préparations ferrugineuses. Si les attentions sur le choix des aliments sont nécessaires, dans tous les cas, elles le sont plus particulièrement dans celui-ci. Les hypocondriaques font généralement très-mal les digestions ; les aliments mal digérés produisent des gonflements venteux qui, troublant la circulation, les disposent aux pollutions de deux façons : 1°. en gênant le retour du sang dans les veines

____

(1) Institut. parag. 776.

génitales ; 2°. en troublant la tranquillité du sommeil, et en disposant par-là même aux rêves. L'on sent par-là la raison de la défense que *Pythagore* faisoit à ses disciples, de manger des aliments venteux, qu'il regardoit avec raison comme nuisibles, tant à la netteté et à la force des fonctions de l'ame, qu'à la chasteté. Outre les deux raisons que j'en ai données, pourrois-je hasarder d'en indiquer une troisième, que j'ai eu fortement lieu de soupçonner chez deux malades ? C'est l'expansion de l'air dégagé des fluides dans les corps caverneux, ce qui produisoit une érection et le prurit vénérien. Personne n'ignore que toutes nos liqueurs sont imprégnées de ce fluide ; mais que tant qu'elles sont parfaitement saines, il y est comme incarcéré et privé de toute élasticité. De grands physiciens avoient cru qu'il n'y avoit que deux moyens de la lui rendre ; un degré de chaleur plus considérable qu'on ne l'observe jamais dans le corps animal, et la putréfaction. Mais une foule d'observations de maladies produites par l'air ainsi dilaté, ont prouvé qu'indépendamment de ces deux causes, il y avoit d'autres altérations dans les fluides qui opéroient le même effet ; et ces altérations paroissent plus fréquentes chez les hypocondriaques ; ainsi il n'est point étonnant que les corps caverneux soient le siège de ce développement d'air maladif ; il n'y a au contraire point de partie qui paroisse devoir y être plus exposée ; si l'on n'y a pas fait attention plutôt, c'est vraisemblablement manque d'observateurs plutôt que d'observations. Celles-ci font sentir toute la nécessité d'éviter ces aliments qui, plus chargés d'air que les autres, incommodent, et par celui qui s'en sépare dans les premières voies, et par celui qu'ils portent dans le sang. Tout le monde sait que la bière nouvelle, qui est extrêmement flatueuse, occasionne de violentes érections ; et j'ai vu, depuis la dernière édition de cet ouvrage, que *Thierry*, un des plus savants Médecins et des plus célèbres Praticiens de France, a connu ces érections flatueuses.

L'on peut placer ici, comme analogue à cette dernière espèce de pollution, et attaquant principalement les mélancoliques, une maladie qu'on pourroit appeler fureur génitale ; elle diffère du priapisme et du satyriasis, je la peindrai par une observation que j'avois déjà publiée dans la première édition latine de cet ouvrage, et omis dans la françoise. Un homme âgé de cinquante ans, en étoit atteint depuis plus de vingt-quatre ; et, dans ce long terme, il n'avoit pas pu se passer vingt-quatre heures de femme, ou de l'horrible supplément de l'Onanisme ; et il réitéroit ordinairement les actes plusieurs fois par jour. Le sperme était clair, âcre, stérile ; l'évacuation très-prompte. Il avoit les nerfs excessivement affoiblis ; des accès de mélancolie et des vapeurs très-violentes, les facultés abruties ; l'ouïe très-pesante ; les yeux extrêmement foibles ; il est mort dans l'état le plus triste. Je ne lui ai jamais conseillé de remèdes ; il en avoit pris un grand nombre ; plusieurs ne lui avoient rien fait ; tout ceux qui étoient chauds lui avoient nui ; le seul quinquina infusé dans du vin que lui avoit ordonné *Albinus*, l'avoit soulagé ; et l'autorité de ce grand médecin est un nouveau témoignage bien respectable en faveur de ce remède. On trouve parmi les consultations de *Hoffmann* un cas à-peu-près semblable ; le prurit vénérien étoit presque continuel, et l'âme et le corps étoient également énervés (1).

____

(1) Consult. cent. 2 et 3, oper. t. 3, p. 214.

SECTION XII.

Gonorrhée simple.

LA *Gonorrhée*, dit GALIEN qui ne connoissoit que la simple, *est un écoulement
de semence sans érection.* Plusieurs auteurs de tous les siècles en parlent, et
Moïse, le plus ancien de tous. L'on trouve,
dans les observations d'*Hyppocrate*, l'exemple d'un montagnard, dont la maladie
paroît avoir été un marasme, et qui avoit
un écoulement involontaire d'urine et de
semence (1). *Boerhaave* paroît cependant
mettre cette maladie au nombre des choses
douteuses. *On lit*, dit-il, *dans quelques
livres de médecine, que la semence s'est
quelquefois écoulée sans qu'on l'ait sentie.
Mais cette maladie doit être très-rare;
et je ne sache pas que la semence ne soit
écoulée sans quelque chatouillement, ou ce
n'étoit pas de la vraie semence séparée
dans les testiscules, et accumulée dans les
vésicules séminaires, quoique j'aie vu la*

____

(1) Epid. 1, 6, s. 3, n. 13, FOES. 1173.

liqueur des prostates s'écouler (1). Cette autorité est sans doute bien respectable ; mais, outre que *Boerhaave* ne décide point positivement, il a contre lui tous les médecins ; et pour ne point sortir de son école, l'un de ses plus illustres disciples, M. *Gobuis*, admet l'évacuation de semence sans sensations. Mes propres observations ne me laissent pas douter de l'existence de l'une et de l'autre maladie. J'ai vu des hommes qui, après une gonorrhée virulente, après des excès vénériens ou des masturbations, avoient un écoulement continuel par la verge, mais qui ne les rendoit pas incapables d'érection et d'éjaculation : ils se plaignoient même qu'une seule éjaculation les affoiblissoit plus qu'un écoulement de quelques semaines : preuve évidente que la liqueur de ces deux évacuations n'étoit pas la même, et que celle qui sort par la gonorrhée, ne vient que des prostates, de quelques autres glandes qui entourent l'urètre, des follicules répandues dans toute sa longueur, ou enfin des vaisseaux exhalants dilatés. J'en ai vu d'autres qui

____

(1) Ibid. LA METTÉRIE, t. 7, p. 214.

avoient, comme les premiers, un écoulement qui les affoiblissoit beaucoup plus, qui les rendoit incapables de tout prurit vénérien, de toute érection, et par-là même de toute éjaculation, quoique les testicules ne parussent point hors d'état de faire leurs fonctions. Il me paroît démontré que, dans ces derniers, la vraie semence testiculaire s'écouloit sans sensation. Et, quand on connoît la structure des parties génitales, l'on se persuadera aisément que la première maladie doit être beaucoup plus fréquente que la dernière; mais l'on comprendra très-bien l'existence de celle-ci. Les auteurs exacts ont appelé *gonorrhée vraie*, celle dans laquelle ils ont cru que la matière de l'écoulement étoit la vraie semence; et l'autre, *gonorrhée bâtarde ou catarrhale.*

Les dangers de cet écoulement sont très-considérables; l'on a vu p. 6, le tableau qu'*Arétée* en fait; *comment*, dit-il au même endroit, *ne seroit-on pas foible, quand ce qui fait la force de la vie se perd continuellement? La seule semence est ce qui fait la force de l'homme.* Celse, qui vivoit avant *Arétée*, dit positivement que l'écoulement de semence sans sensa-

tion vénérienne, mène à la consomption (1). *Jean*, fils de *Zacharie*, plus
connu sous le nom d'*Actuarius*, dans l'ouvrage qu'il composa en faveur de l'am-
bassadeur que l'empereur de Constantino-
ple envoyoit dans le nord, pense comme
les auteurs que j'ai déjà cités. *Si l'écou-*
lement de semence qui se fait sans érec-
tion et sans sensation, dure quelque
temps, il produit nécessairement la con-
somption et la mort, parce que la partie
la plus balsamique des humeurs et les es-
prits animaux se dissipent (2).

Les auteurs les plus modernes pensent
comme les anciens. *Tout le corps mai-*
grit, dit SENNERT, *et surtout le dos ; les ma-*
lades deviennent foibles, secs, pâles ; ils
languissent, ils ont des douleurs de reins ;
les yeux se creusent (3). *Bœrhaave* range
cette gonorrhée parmi les causes de la paralysie ; et l'on remarquera que, dans cet
endroit, il admet la gonorrhée de véritable
semence. « La paralysie, dit-il, qui vient
» de la gonorrhée, est incurable, parce que

------

(1) De medicinâ, l. 4, c. 21.
(2) Medicus, sive de methodo medendi. l. 1, c. 22.
(3) Praxis medica, l. 3, part. 9, sect. 2, c. 4.

» le corps est épuisé (1). » On trouve, dans une très-bonne dissertation de *Kœmpf*, des observations fort intéressantes (2).

Cette maladie peut dépendre de plusieurs causes éloignées. La cause prochaine est presque toujours combinée d'un vice dans les liqueurs qui s'écoulent, qui sont trop ténues et souvent trop âcres, et d'un grand relâchement des parties. Le vice des liqueurs dénote un défaut d'élaboration, qui dépend d'une foiblesse générale, qui exige les toniques, que la foiblesse des organes indique aussi ; les circonstances concourantes décident sur le choix. Il seroit hors de place d'entrer ici dans tous ces détails, sur lesquels on trouvera de bonnes choses dans plusieurs auteurs, et surtout dans *Sennert*,

---

(1) De morb. nervor. p. 717. Cet ouvrage, recueilli de ses leçons depuis 1730 jusqu'à 1735, est postérieur par-là même de quelques années aux leçons recueillies par M. De Haller, prouve que M. Boerhaave avoit changé de sentiment sur la possibilité de la gonorrhée vraiment séminale, et l'on sait que ce grand homme étoit toujours prêt à abjurer ses anciennes idées pour en adopter de nouvelles, dès qu'il étoit convaincu qu'elles étoient plus justes.

(2) G. L. Kœmpf, *de morbis en atrophiâ*. *Bafle*, 1756.

l'auteur du meilleur abrégé de Médecine-pratique qu'on ait.

Les mêmes remèdes, indiqués dans le courant de cet ouvrage contre les autres suites de la pollution, le sont contre celle-ci ; le bain froid, le quinquina, le fer, les autres roborants. *Boerhaave* dit que l'hépatique produit d'excellents effets, *egregios sane præstat usus*, dans la gonorrhée invétérée, qui dépend du relâchement des organes (1). Quelquefois, pour détourner la tendance que l'habitude donne aux humeurs sur la même partie, on peut commencer par quelques laxatifs ; il y a même de grands médecins qui leur ont attribué une efficacité presque spécifique contre cette maladie ; l'expérience, plus encore que la raison, m'a prouvé le contraire. Et ceux qui se donneront la peine de lire les auteurs que j'ai nommés plus haut, verront qu'ils n'ordonnent rien de laxatif.

Actuarius ordonne des choses qui fortifient sans échauffer (2).

Aretée, qui veut qu'on y remédie in-

______

(1) Historia plantarum, etc. p. 51.
(2) Ibid. l. 4, c. 8.

cessamment vu le danger dont elle menace, n'ordonne que des fortifiants, l'abstinence des plaisirs de l'amour, et le bain froid (1).

Celse, des ouvrages duquel l'un et l'autre ont profité, ordonne des frictions, et surtout le bain d'eau *extrémement froide* (*nationesque quàm frigidissimæ*); il veut que tout ce qu'on mange et qu'on boit, on le prenne froid; qu'on évite tous les aliments qui peuvent engendrer des crudités, des vents, et augmenter l'âcreté de la semence. *Fernel* ordonne des aliments succulents, aisés à digérer, et des électuaires restaurants (2).

Si la promesse de *Languius* qui osoit jurer que *les purgatifs et la diète guériroient cette maladie*, est vraie, ce ne peut être que dans le cas où elle seroit produite par une mauvaise diète, qui auroit donné lieu à des obstructions dans le bas-ventre, et fait dégénérer toutes les humeurs, sans que les solides eusent encore reçu d'atteintes bien considérables; et il n'a eu en vue que ce cas; car, s'ils avoient reçu une atteinte un peu consi-

____

(1) P. 131.
(2) Oper. omn. p. 544

dérable, les purgatifs devroient nécessairement être aidés par les roborants. Telle étoit la gonorrhée que *Regis* observa, et dont *Craanem* nous a conservé le détail. *Un homme, dit-il, d'un tempérament pituiteux, ayant fait long-temps usage d'aliments humectants, fut attaqué d'un écoulement d'une humeur aqueuse, crue, visqueuse, qui sortoit sans sentiment. Il maigrissoit, ses yeux se cavoient, il perdoit tous les jours ses forces.* REGIS commença par les purgatifs, pour évacuer ces humeurs pituiteuses; ensuite il lui ordonna les fortifiants et les aliments desséchants; enfin, si cela ne suffisoit pas, il conseilloit un caustique à chaque jambe (1). Mais cette méthode des purgatifs ne peut jamais convenir, quand cette maladie est la suite des excès vénériens, et qu'elle dépend, comme dit SENNERT, *de la foiblesse que les vésicules séminales ont contractée par les alternatives si fréquentes de répletion et d'inanition.*

Le détail de quelques cas fera mieux saisir la véritable curation.

____

(1) Voyez J. J. MANGETI. Bibliotheca medi-practica, t. 2, p. 625.

Timée en fournit un qui ne peut être mieux placé qu'ici. *Un jeune homme, dit-il, étudiant en Droit, d'un tempérament sanguin, se polluoit manuellement deux ou trois fois par jour, et quelquefois plus souvent : il tomba dans une gonorrhée, accompagnée d'une foiblesse de tout le corps. Je regardai la gonorrhée comme une suite du relâchement occasionné dans les vaisseaux séminaux, et la foiblesse dépendoit de la fréquente effusion de semence, qui avoit dissipé la chaleur naturelle, amassé des crudités, lésé le genre nerveux, abruti l'âme et affoibli tout le crops. Il lui ordonna du vin fortifiant avec les astringents, et les aromatiques infusés dans le gros vin rouge ; un opiat de même nature, et un onguent composé d'huile de roses, de mastic, de nitre, de bol d'Arménie, de terre sigillée, de balaustes et de cire blanche. Le malade fut guéri au bout d'un mois de ce mal honteux, et je l'avertis de s'abstenir à l'avenir de cette infâme débauche, et de se souvenir de la menace de l'*Éternel*, qui exclut les mous du Royaume des Cieux.* Cor. I, c. 6 (1).

---

(1) Ibid. p. 624.

Un des meilleurs Médecins que nous ayons en Suisse, me marque M. ZIMMER-MAN, M. G. M. WEPFER, *Schaffouse*, dont *l'autorité ne peut être que d'un très-grand poids*, assure avoir guéri un écoulement continuel de semence, suite de la masturbation, par le secours de la teinture de mars de LUDOVICI. M. VESLIN, de Zurzach, m'a confirmé la même chose sur sa propre expérience. Pour moi, ajoute mon ami, je n'en ai pas vu d'aussi bons effets.

Le Professeur *Stehelin* parle d'un homme lettré qui étoit affligé d'une effusion involontaire de semence, sans idées vénériennes, et qu'il a guéri par l'usage d'un vin avec la limaille de fer et le quinquina. Les remèdes, et entr'autres les eaux de Swalbac, et la douche d'eau froide sur le bas-ventre et sous les testicules, n'eurent pas les mêmes succès chez un jeune homme qui s'étoit attiré ce mal par la masturbation. Il ajoute que le docteur *Bongars*, fameux praticien de Maseyck, a guéri deux personnes attaquées d'une débilité des vésicules séminales, en leur faisant prendre trois fois par jour huit à dix gouttes de laudanum liquide de Sydenham, dans une tasse de vin de Pontac, et en leur faisant boire une décoction de salsepareille. *Stehelin* remarque que , quoi que l'opium soit un remède contraire aux indications , il a cependant été conseillé par *Etmuller contre l'éjaculation trop prompte qui dépend d'une semence trop spiritueuse*. Qu'il me soit permis d'ajouter qu'en examinant attentivement le conseil de ce fameux praticien , et en comparant la nature du mal , dans certains cas , avec les effets de l'opium , on concevra aisément que ce remède peut quelquefois être utile , mais non pas dans le cas dans lequel il le conseille. Il distingue avec beaucoup de soin les différentes espèces d'écoulemens ; il assigne les causes et le traitement de chaque espèce ; et , passant ensuite à l'éjaculation qui vient dès le commencement de l'érection , *nimis citam* , il en donne deux causes , 1°. le relâchement des vésicules séminales ; 2°. une liqueur séminale trop bouillante , trop spiritueuse et trop abondante ; c'est dans ce cas qu'il ordonne l'opium (1). Mais à quel titre ? L'opium , dont la vertu aphrodisiaque est si bien démontrée , vertu qu'*Etmuller* lui-même indique , et dans son petit ouvrage

____

(1) Colleg. pract. speciale, c. 2, t. 1, p 459.

sur ce remède, et dans l'endroit même où il donne ce conseil, ne peut qu'augmenter la cause de la maladie, et par-là même en aggraver les symptômes. Les cas où il est utile, c'est au contraire quand les humeurs sont crues, tenues, aqueuses, et les nerfs en même temps excessivement mobiles. L'on sait qu'il remédie à ces différents accidents, qu'il suspend l'irritabilité, et qu'il arrête toutes les évacuations, excepté la transpiration. Mais, on ne peut trop le redire, l'on doit être attentif à ne l'ordonner qu'à propos, sans quoi il deviendroit nuisible. *Tralles*, dans son excellent ouvrage sur ce remède, nous fournit une observation, et l'on en trouve de semblables ailleurs, qui doit nous obliger à beaucoup de circonspection. Un homme, dit-il, qui dès sa jeunesse avoit eu du penchant aux pollutions, ce qui l'avait rendu extrêmement foible, ne prenoit jamais de l'opium, soit pour modérer une toux ou une diarrhée, ou dans quelqu'autre but, qu'il n'eût point pendant la nuit, et à son grand dommage, des songes lascifs, accompagnés d'une émission spermatique (1). Qu'on me permette une réflexion

____

(1) Usus opu salubria et noxius, p. 131.

qui se présente naturellement ; c'est que l'erreur d'*Etmuller* prouve bien évidemment,
1°. combien une théorie exacte a d'influence
sur la pratique, qui, sans son secours, ne
peut être que très-souvent fausse et erronée;
2° combien par-là, même un homme, qui
réunit l'un et l'autre doit avoir d'avantage
sur celui qui n'est guidé que par quelques
observations, ou qui se livre à une théorie
systématique; enfin, 3°. combien la lecture
des meilleurs auteurs de pratique, qui ont
été dénués de cette théorie exacte, due à
notre siècle, peut tromper ceux qui en
les lisant, ne peuvent avoir qu'une foi im-
plicite, et qui ignorent ces principes qui
doivent servir de pierre de touche pour
discerner en médecine ce qui est de bon ou
de mauvais aloi.

Je finirai par deux de mes observations;
un plus grand nombre seroit superflu.

Un jeune homme de vingt ans, qui avoit
eu le malheur de se polluer, étoit attaqué
depuis deux mois d'un écoulement mu-
queux continuel, et de pollutions nocturnes, de temps en temps accompagnées d'un
épuisement considérable; il avoit de fréquents et violents maux d'estomac; il se
sentoit la poitrine extrêmement foible, et

suoit très-aisément ; je lui ordonnai l'opiat suivant.

R. *Conditi rosar. rubr. une. III. condit. anthos. cort. peruv. aa. unc. I. mastices dr. II. cath. dr. olei cinnam. gtt. III. sirup. cort. aur. q. S. f. electar. solid.*

Il en prenoit un quart d'once deux fois par jour. Au bout de trois semaines, il se trouva bien à tous égards, et l'écoulement n'avoit plus lieu qu'après les pollutions nocturnes, qui étoient beaucoup moins fréquentés : la continuation du même remède, pendant quinze jours, le remit tout-à-fait.

Deux époux étrangers, que je n'ai jamais connus, attaqués presque dans le même temps, et bien sûrs qu'il n'y avoit point de virus, d'un écoulement accompagné de foiblesse et de douleurs tout le long de l'épine du dos, ne pouvoient accuser que des excès conjugaux ; l'écoulement étoit beaucoup plus considérable chez le mari. Ils avoient essayé différents remèdes très-inutilement, et entr'autres des pilules mercurielles, qui avoient augmenté l'écoulement. Ils me firent consulter. Je leur ordonnai les bains froids, un vin de quinquina, d'acier et de fleurs de roses rouges. Ils prirent régulièrement le remède, c'étoit dans l'été de 1758 ; les pluies continuelles rendoient l'usage des bains de rivière très-difficiles ; la femme n'en prit que deux ou trois, le mari une douzaine : au bout de cinq semaines, ils me firent dire qu'ils étoient presque totalement rétablis. J'ordonnois la continuation jusqu'à parfaite guérison, qui ne tarda pas.

Ces succès heureux ne peuvent point servir à fonder un pronostic général et favorable ; cette maladie est le plus souvent extrêmement rebelle, quelquefois même incurable. Je n'en donnerois qu'un seul exemple, mais démonstratif. Un des plus grands praticiens qu'il y ait aujourd'hui en Europe, et qui enrichit la médecine par des ouvrages tous excellents, est affligé, depuis plus de quinze ans, d'une gonorrhée simple, que tout son art, et celui de quelques autres médecins qu'il a consultés n'ont pu dissiper ; cette triste incommodité le consume peu-à-peu, et fait craindre de le perdre long-temps avant le terme auquel il seroit à souhaiter qu'il parvînt, et auquel il pourroit parvenir dans le cours ordinaire des choses.

Il seroit inutile de m'étendre davantage ; j'ai tâché de ne rien omettre de ce qui peut ouvrir les yeux aux jeunes gens sur les

horreurs de l'abyme qu'ils se préparent. J'ai
indiqué les moyens les plus propres à remédier aux maux qu'ils se sont attirés ; je
finis par réitérer ce que j'ai déjà dit dans
le cours de cet ouvrage, que quelques
cures heureuses ne servent pas à leur faire
illusion ; le mieux guéri recouvre difficilement sa première vigueur, et ne conserve
une santé passable qu'à force de ménage-
ment ; le nombre de ceux qui restent dans la
langueur, est décuple de ceux qui guérissent ;
et quelques exemples de gens , ou qui n'a-
voient été que peu malades, ou chez lesquels
un tempérament plus vigoureux a pu se
relever plus aisément, ne doivent point être
regardés comme faisant une règle générale.

—————— Non benè ripæ creditur ;
Ipse aries etiam nunc vellera siccat.

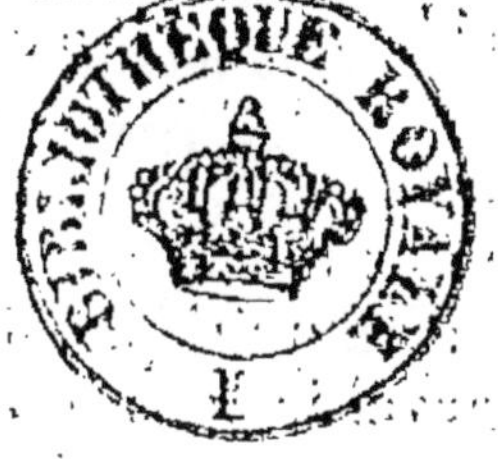

F I N.

TABLE

DES MATIÈRES.

FIN DE LA TABLE DES MATIÈRES.

9 782019 974749